助産学生のための

産婦ケア
の教育方法

監修

新道幸惠
京都橘大学看護学部教授

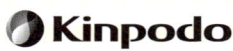

執筆者一覧

監修

新道幸惠
京都橘大学看護学部教授

執筆（五十音順）

石井邦子
千葉県立保健医療大学健康科学部看護学科教授

遠藤俊子
京都橘大学看護学部教授

大滝千文
神戸大学大学院保健学研究科博士後期課程
元京都橘大学看護学部助教

新道幸惠
京都橘大学看護学部教授

鈴木幸子
埼玉県立大学保健医療福祉学部看護学科教授

常田裕子
京都橘大学看護学部専任講師

成田　伸
自治医科大学看護学部教授

はじめに

　本書は、助産学生の産婦ケア（分娩介助を含む周産期母子および家族のケア）における実践能力育成を目標にした授業方法の工夫に関する研究を、平成21年度から23年度の文部科学省の科学研究費補助金（基盤研究A）（以下、科研費という）で取り組んだ結果として、産婦ケアについて"教える"人および"学ぶ"人たちが参考にしやすいように編集したものであり、研究で得た成果を教育方法解説のエビデンスとして記述している。3年間の科研費による研究は、埼玉県立大学教授の鈴木幸子氏を分担責任者とする学内演習班、京都橘大学教授の遠藤俊子氏を分担責任者とする実習教育班、東北大学教授の吉沢豊予子氏を分担責任者とする教材開発班に分かれて取り組んだ（巻末資料1）。本書では、そのうち、学内演習と実習に焦点をあてて、それぞれの教育の場における教育方法について記述している。

　本書で取り上げている教育方法は1つひとつをみると、必ずしも新しいものではない。たとえば、分娩見学、OSCE（Objective Structured Clinical Examination、客観的臨床能力試験）、分娩介助実習指導や評価については、部分的にはすでに助産師教育の方法として利用されているものもある。しかし、教育方法や教材については、それをどのような場面でどのように使用するかによって、同じ方法や教材であってもその教育効果は異なる。本書では、そのことに着目して既存の教育方法を分析したうえで、その使用のタイミングや教育方法の組み合わせ等を検討し、最大の効果を上げる方法を明らかにすることができたと自負している。たとえば、分娩見学はほとんどの教育機関で重要視されて取り組まれている。しかし、その時期や教育的な設定やかかわりによって効果は異なる。本書で紹介しているのは、その分娩見学を実習前の最終学習であるOSCEの前に位置づけたことである。また、OSCEは近年多くの教育機

関で利用が始まっているが、本研究では、臨場感のあるOSCEにするために、分娩監視装置の改良、模擬患者の工夫などを行って教育効果を高める方法を取り入れている。実習前の教育のユニーク性は、「産婦ケアにおける助産学生に必要な能力」の育成に効果的な教育方法として、分娩見学とその後の学生によるリフレクションを支援することで教育効果を高める工夫をし、さらに臨場感のあるOSCEによる教育を行って段階的な教育機会を設定していることである。この複数の教育方法を、実習前に一連のものとして位置づけて教育目標を到達しようとするところに、特性がある。

実習中の教育における本研究の特性の1つは、助産実習における産婦ケアに関する評価票にみることができる。評価票は産婦ケア能力の育成における到達目標を具体化したものである。分娩経過に沿って求められる能力評価を縦軸に置き、横軸は、アセスメント、予測診断、看護ケアの3つの枠で構成している。また、産婦ケアの質の維持につながる態度、倫理、責務などに関する能力を、総合的な評価項目として設定している。

次の特性は、それらの評価票の使い方である。マナバフォリオというwebシステムによる評価票の管理方式をとり、学生の自己評価および指導にあたった評価者が入力次第、閲覧可能者はどこからでも閲覧できる。指導者が交代しても、学生の産婦ケアの経験数に応じて、どのような能力がどのレベルに到達しているかをチェックすることができ、その成果を利用して、次の指導者による指導の連続性、蓄積性を促進するようにした。そのことによって、産婦ケアの経験を重ねるごとに学生の能力がどのように向上しているかを、個別にあるいは集団の平均値として教員が把握できる。

特性の3つ目は、本研究班が助産師にとって重要であるとする産婦ケ

ア能力を評価する評価票を開発した後に、学生の産婦ケアの経験例数が増すにしたがって能力がどのように伸びていくかを追跡し、明らかにしたことである。それにあたっては、実習中の教育方法を一定にしたうえで、関係者への研修を行って取り組んだことの成果が大きい。

また、本研究で行ったICT教材（ICT＝情報通信技術。デジタル教材）の開発における特性は、分娩介助中の左右の手掌圧の変化という外からは観察することができず、かなり主観的な領域の「見える化」を試みたことである。そのために、模擬分娩を設定し、圧センサーを用いて、分娩介助中におけるベテラン助産師の左右の手掌圧をカメラとコンピューターによって観察するという実験結果をエビデンスとした。

本書は、科研費の助成によって3年間取り組んだ成果をもとに、助産師教育の参考書として、読みやすさや使いやすさを目標に新たに執筆し、序論、第1章 実践能力育成の効果的な方法、第2章 実習開始前教育、第3章 実習教育、第4章 評価票の電子化と活用方法、第5章 外国の助産師教育、第6章 助産師のキャリア発達の分析という構成により執筆・編集したものである。読者の皆様からの忌憚のないご意見を歓迎する。

最後に、本書の基礎になった研究において、吉沢豊予子氏、森恵美氏など研究分担者、連携研究者としてご支援ご協力いただいた方々に心より御礼申し上げます。

また、本書の発行に当たって、ご尽力頂きました金芳堂の黒澤健氏、桜風舎の日沖桜皮氏に深謝申し上げます。なお、本書の出版は、京都橘大学の学術刊行物出版助成によるものです。

2016年1月

新道幸惠

目 次

はじめに　新道幸恵 iii

序論　新道幸恵
1. 近年の看護教育をめぐる課題 2
2. 助産師教育における課題とその対応 ... 2
3. 産婦ケアの教育方法 12

第1章　新道幸恵
実践能力育成の効果的な方法
1. 実践能力育成において大切なこと 18
2. 教育者・指導者の役割 20

第2章　鈴木幸子／石井邦子
実習開始前教育
1. 教育目標 26
2. 実習開始前の授業の工夫 26
3. 実習開始直前の学生の産婦ケア能力 ... 29
4. 実習前の産婦ケア見学
　　―視点を明確にして 33
5. 産婦ケア演習の実際
　　―胎児心拍陣痛図再生装置と模擬産婦の導入 37
6. 模擬産婦の養成 43
7. 模擬産婦養成の今後 48

第3章　遠藤俊子
実習教育
1. 実習指導方法 52
2. 実習評価
　　―助産実践能力の習得状況の可視化 ... 59
3. 評価票からみえた
　　助産学生の学習成果の到達点 68
4. 今後に向けて 71

第4章　大滝千文
評価票の電子化と活用方法
1. 助産実習への電子評価票の利用 74
2. 電子評価票の利用の実際 77
3. 電子評価票導入の準備 82
4. 電子評価票を使用しての感想 83
5. まとめ 84

第5章　常田裕子
外国の助産師教育
1. タイ王国の助産師教育 88
2. オーストラリアの助産師教育 93
3. 日本の助産師教育への示唆 97

第6章　成田 伸
助産師のキャリア発達の分析
1. キャリアとその特性 102
2. キャリア志向(キャリアの向かう方向) ... 105
3. 看護の専門職としてのキャリア 107
4. キャリア開発とキャリア発達 111
5. 助産師のこれからのキャリアパス 117

索引 122
巻末資料 123

序論

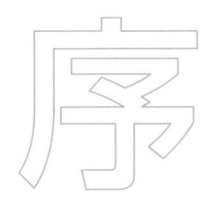

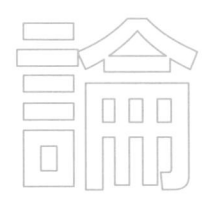

- 1. 近年の看護教育をめぐる課題
- 2. 助産師教育における課題とその対応
- 3. 産婦ケアの教育方法

1. 近年の看護教育をめぐる課題

　近年、わが国においては、少子高齢社会、疾病構造の変化、家族機能の変化、医療費の逼迫などを背景とした、保険医療福祉制度の変革が認められる。その影響として、病院の機能分化や入院期間の短縮、病床稼働率の上昇、在宅医療・看護への移行などが生じている。そのような保健医療福祉における変化は、看護教育に学生の実践力育成の強化を促すことになった。そのことは、文部科学省、厚生労働省などからの看護教育に関する検討会の報告に見てとることができる。たとえば、大学における看護系人材養成のあり方に関する検討会最終報告書（平成23年）、看護教育の内容と方法に関する検討会報告書（平成22年）、看護基礎教育の充実に関する検討会報告書（平成19年）などである。しかし臨床実習では、上述した通り、保健医療の場の変化が、実践力を磨くことを困難にしている状況がある。そこで、教育の場で、講義、演習、実習などの教育方法の開発が大きく求められることになった。そのために、最近試みられていることは、AV機器やIT機器を活用した視聴覚教材の工夫、それらを学生が主体的に"いつでもどこでも"活用できる工夫、知識の伝達のみではなく、判断力や患者やチームメンバーとの関係性を築く能力などを育成するための工夫、などである。

　たとえば、OSCE（Objective Structured Clinical Examination、客観的臨床能力試験）の実施や、病院や地域で働く看護師、助産師や保健師など現役の看護職と学内の演習教育を協働で行う一方で、看護基礎教育を担当する教員が臨床の場の看護職と看護ケアを協働するという循環教育がなされている。また、看護教育のみならず、他の専門領域の教育においても、「反転授業」という新しい教育が実践され始めている。

2. 助産師教育における課題とその対応

1 助産師教育制度などに関する議論

(1) 看護系大学における統合カリキュラムの教育について

　看護系大学の統合カリキュラムにおける助産師教育において、賛否両

論あることから、授業要項などの資料を分析し、さらに教員に対し、①卒業生を出している大学の助産師教育のカリキュラムや教員の教育に関する課題とその対策を主とする意識、②教育方法やその創意工夫などの実施状況、について面接および質問紙調査を実施した。その結果、看護系大学において統合カリキュラムで助産師教育を行っている教員は、その教育上の問題として、教員および学生の多忙さ、教育時間の不足などを主としてあげていた。その背景には、助産学生が卒業までに分娩を10例取り扱うという保健師助産師看護師学校養成所指定規則を遵守するための問題点として、実習施設および実習期間の確保の困難さ、そのことに向けた分娩介助技術教育に関する苦労、カリキュラム構築上の問題、などが明らかになった。カリキュラム上の問題点としては、助産師教育カリキュラムが大学全体のカリキュラムの構築時に統合されずに、大学3年目あるいは4年目に短期間で組み込まれていたり、過剰な科目数や単位数を組み込んでいたりしていることが認められた。そのような背景の中で、統合教育の長所を見失ってしまっている教員がいる一方で、統合カリキュラムの長所として、看護学部や看護学科の教員全員で教育していることの安心感、ケア利用者への全体的なケア能力の高さなどを認識して、問題点の克服への意欲をもって教育に臨んでいる教員の存在も知ることとなった。

　少子社会においては、上で述べた「10例の分娩を取り扱わなければならない」という規則を守るために、実習期間を所定単位よりも長くすること、あるいは実習病院数を多くすること、さらに、大学よりも遠方の地の病院を実習病院として確保せざるを得ない実情、こうしたことが実習病院の確保困難、教員の多忙さ、教員不足といった問題点へと発展していることがうかがえた。

(2) 卒業生のキャリア発達に関する課題

　キャリア発達およびキャリア開発に関する文献検討をもとに、看護系大学で助産師教育を受けた卒業生を対象に半構成的面接法を実施し、卒業生のキャリア発達の特性を明らかにした。その結果として、自己評価の適切性、寄り添うケア、クリティカルシンキング能力、自己開発能力、キャリア発達の柔軟性などが認められた。

　また、大学の統合カリキュラムにおける助産師教育を選択した卒業生のキャリア発達と比較するために、大学や短期大学の1年課程（専攻科）を卒業した助産師を対象に半構成的面接法を実施した結果では、1年課

程の卒業生に経験歴に比例しない未熟感、自然分娩へのこだわり、キャリアデザインの不透明さなどの特性が認められた。

新人助産師を受け入れている病院の師長等の管理者を対象にした面接結果からは、主として新人教育における方針として、将来の伸びを期待するため個々の成長に合わせて育成したいといったことが語られた。その中で、大学を卒業したばかりの助産師の技術の不慣れや意欲のなさが気になるとの指摘もあった。

2年間の質的研究の成果をもとに、助産師のキャリア発達に関する量的研究を行ったところ、大学の学士課程と大学や短期大学の専攻科の卒業生との間に大きな差は認められなかったが、助産師のキャリア発達に関する課題が明らかになった。助産師としての未熟感が経験年数の豊富な助産師にも認められ、さらに自己肯定感が低いこと等から、状況把握力の発達、分娩経過において正常経過から逸脱した場合の判断力を強化することといった課題が示唆された。

助産師のキャリア発達の特性は、基礎教育のあり方のみならず、卒業後の経験にも依存していると考えられる。なぜならば、キャリア発達においては、周辺の人々からのサポートや組織における意図的なOJT（On the Job Training=実務を通した訓練）や役割期待、他職種との連携などの環境的要素も大きいと思われるからである。病院勤務の助産師の場合には、ローテーションが限られ、経験の幅が狭いことや協働する職種に限界があることなども関連していると思われる。

2 課題への対応

(1) 海外のカリキュラム調査結果からの示唆

1年目には、日本と同様に、大学で看護師と助産師の教育を行っている南アフリカ、オーストラリア、タイ王国における大学のカリキュラムに関連した資料を取り寄せて分析した。その結果、日本と類似するシステムで教育を行っていて、研究協力を得ることができたタイのマハサラカーム大学から詳細な資料を取り寄せて分析し、2年目の終わりに調査に出かけた。

そこでは、日本と同様に助産師教育を統合カリキュラムで行っているが、わが国の統合カリキュラムにおける助産師教育が一部の学生の選択制であるのに対して、こちらは学生全員の必修制になっている。これを可能にしているのは、在学中における学生1人あたりの分娩取り扱い目標

例数が5例（タイ王国）から30例（オーストラリア）と、日本とは異なり、日本に比してその規程に対する拘束力は強くはないこと、さらに日本に比して年間の出生数が多く、学生の分娩介助例数に困らないことである。

調査結果から、わが国が参考にできると思われるのは、その「教育方法」である。助産師教育に関連する講義科目を、母性看護学関連科目も含め授業（講義、演習や実習）を4年間に分散させて、3段階に分けて授業を行い、講義と演習や実習を並行させている。わが国の統合カリキュラムでの助産師教育は、3年＋6カ月の教育であると批判されるように、一時期に集中的に助産師教育を展開している大学が多い。そのために、教員や学生が多忙で、教育にかけられる時間が不足するという問題を認識している教員が多く、教育制度の変更が最善との考え方につながっている傾向がみられる。

(2) 到達目標の構築

統合カリキュラムにおける助産師教育を考える場合、文部科学省における「看護実践能力育成の充実に向けた大学卒業時の到達目標」の報告書（平成16年3月）の「Ⅱ 到達目標を示すに当たっての学士課程における看護学教育の特質」に明記されているように、①保健師、助産師、看護師に共通した看護学の基礎を教授する課程であること、②看護生涯学習の出発点となる基礎能力を培う課程であること、③創造的に開発しながら行う看護実践を学ぶ課程であること、④人間関係形成過程を伴う体験学習が中核となる課程であること、⑤教養教育が基盤に位置づけられた課程であること、の要件を満たした教育であることを念頭に置いておく必要がある。

そこで今回、統合カリキュラムにおける助産師教育の到達目標を検討する際に、過去3年間に実施して得た研究成果を上記の平成16年3月に出された報告書の内容に準じた形で整理することにした。

まず、過去3年間の研究実績から、本研究の最終目的である到達目標の構築を行った。その構築にあたっては、看護学教育のあり方に関する検討会の報告書「看護実践能力育成の充実に向けた大学卒業時の到達目標」（平成16年3月）に記載されている「Ⅲ 卒業時到達目標とした看護実践能力の構成と卒業時到達度」におけるⅠ～Ⅴ群の各群を枠組みとして検討し、各群の区分を下記のように置き換えた。その後、大学における看護系人材養成のあり方に関する検討会最終報告書（平成23年3月）を参考に加筆修正した。

Ⅰ群：ヒューマンケアの基本に関する実践能力；マタニティーサイクルにおけるヒューマンケアの基本に関する実践能力、Ⅱ群：看護の計画的な展開能力；助産診断の実施と計画的なケアの展開能力、Ⅲ群：特定の健康問題をもつ人への実践能力；リプロダクティブ・ヘルスに関する健康問題をもつ人への看護実践能力、Ⅳ群：ケア環境とチーム体制整備能力；周産期の母子保健医療チームの体制整備能力、Ⅴ群：実践の中で研鑽する基本能力；リプロダクティブ・ヘルス・ライツに関連する実践の中で研鑽する基本能力。

　以下、各群の要点を説明する。

Ⅰ群：ヒューマンケアの基本に関する実践能力；
マタニティーサイクルにおけるヒューマンケアの基本に関する実践能力

　助産師は周産期母子のケアに際して家族中心のケアを行うことをその専門性のコアとしている。周産期は母親および父親が母親の胎内で成長する胎児との人間関係を、母子関係および父子関係として始める時期である。胎児側からすれば、初めて人間としての関係性を母親および父親と開始する時期と考えることができる。そのケアを行う助産師は、人間が人間関係を開始するたいへん重要な時期に専門的なケアを通して立ち会うことになる。したがって、助産師にとってのヒューマンケアの基本に関する実践能力としては、母親および父親との人間関係を形成しながら、両親がそれぞれ、胎児や新生児・乳幼児との母子および父子関係を、夫婦の絆をもとに築いていけるような関係性を支援する能力が含まれる。学生の到達目標はそれらの実践能力を身につけることである。

**①人の尊厳の重視と人権の擁護を基本に据えた援助行動：
リプロダクティブ・ヘルス・ライツを基本に据えた援助行動**

　リプロダクティブ・ヘルス・ライツの観点から、生殖年齢にあるすべての男女が性に関する健康な生活ができる権利が尊重されるような援助を行うことが助産師には求められる。この観点からの問題は、人工妊娠中絶、虐待、HIV／エイズなど多様であり、近年増加傾向にある。これらの問題について、ケアを受ける人々の価値観を尊重し、専門職としての守秘義務に従い、ケアをする人の尊厳と人権の擁護を基本としたケアができる能力を身につけることが必要であり、学生は卒業までに指導助言を受けながら実施できるレベルに到達することが求められる。

②利用者の意思決定を支える援助：女性とその家族の意思決定を支える援助

　助産師がケアにおいて遭遇する母子および家族の意思決定には、産む

か産まないか、妊娠を継続するかしないか、超音波検査や羊水検査などの出生前診断検査を受けるか否かなど、その人や家族のその後の人生を大きく左右する重大な判断から、バースプランの選択、あるいは、いまシャワーを浴びるべきか否かなどまで、様々なレベルがある。その大小にかかわらず、当事者にとってはそれぞれが重要であることを認識して、真摯に利用者に向き合い、利用者が本当に何を思い、悩んでいるかを理解し、受け止めることができるような傾聴をもとにした援助能力を発達させることが重要となる。また、あくまでも利用者の問題として利用者が自ら決定できるように、情報提供を行い、必要に応じた専門家の紹介や、チームでのかかわり方も学びながら、利用者の意思決定の支援において最も適切なアプローチが選択できるようになることが学生に求められる。

利用者は母親である自分自身のこと、あるいは子どものことや父親のこと、また父親は母子のことなど心身の危機的な状況を聴かされたり、重大なことについての決断を迫られたときなどはパニック状態になりやすく、説明されていることを正しく判断する思考能力を失う場合がある。助産師は、そのような状況を見極める能力と必要に応じて代弁者としての役割を担う必要があり、学生はそれらの能力や役割を身につけることが求められる。

③多様な年代や立場の人との援助的人間関係の形成：
周産期母子のケアをコアにしながらの、思春期から更年期・老年期女性との援助的人間関係の形成

助産師は周産期母子へのケアをコアにしながら、思春期から更老年期の女性へのケアに携わる。それぞれのライフサイクルの時期や年代に応じ女性が生活や心身の状況によって抱える問題は多様であり、助産師のケアに期待されるものは異なってくる。いかなる状況や年代の人々に対しても、助産師は援助的人間関係を形成しつつ利用者のニーズを十分に把握して、援助を成功させることが求められる。学生は卒業までにそれらの援助的人間関係形成能力を身につけることが求められる。

Ⅱ群：看護の計画的な展開能力；助産診断の実施と計画的なケアの展開能力

助産師としてケアを行う場合には、利用者の状況を正確にアセスメントし、それに基づいてケアを計画し、実施していくことが求められる。その過程においては助産の専門家としての専門的知識、科学的な思考能力や診断技術を十分に活用して、計画的・予測的なケアを実施できることを目標に学習する。

①看護の計画立案・実施・評価の展開：助産計画の立案・実施・評価の展開

　この能力の学習プロセスでは、看護の基礎学習において学んだ看護の計画的な展開能力の応用としての学習と、新たな助産診断技術の学習とを統合させることを学生に意識させ、助産計画の立案・実施・評価が主体的にできることを目標に、効果的な学習を工夫する。

　一方、近年のように、実習病院においてカルテの電子化および入院期間の短縮化が進んでいる状況では、それらへの対応および活用について、実習環境の整備に十分な配慮が求められる。また、教育方法の一層の工夫が求められる。

②人の成長発達段階・健康レベルのアセスメント：
　親としての成長発達および胎児から新生児、乳幼児期への成長発達と健康レベルのアセスメント

　親は、初めての子どもをもったときから親へと成長発達することが求められる。また、子どもの数が増すごとに複数の子どもをもつ親としての成長発達が求められる。助産師は、それらのことを十分に理解して、親としての成長発達を促す援助を行うことができる能力を身につけることが必要である。そのためには、学生は卒業までにそれらのアセスメントを主体的に行うことができることが到達目標となる。周産期にある親子の心身社会的な状況には、その経過によってダイナミックな変化があり得る。それらを理解し、健康からの逸脱の予測、早期発見ができるようなアセスメント能力を身につけることが求められる。

　胎児から新生児、乳幼児への成長発達についても十分に理解し、その成長発達を親が促進できるように援助する役割が助産師にはある。その点においても、助産師として十分に、胎児、新生児、乳幼児の心身の成長発達について理解し、その逸脱について早期発見のためのアセスメント能力を身につけることが求められる。学生は、卒業までに主体的に実施できるレベルを目標にする。

③生活共同体における健康生活のアセスメント：
　地域に生活する女性および子どもとその家族の健康生活のアセスメント

　助産師が主として対象にする周産期母子およびその家族、また思春期から更年期・老年期までの女性は、健康な人々として地域に生活する人である。したがって、それぞれが居住している地域において、リプロダクティブ・ヘルス・ライツの観点から、健康の促進を目標にした生活が可能な地域であるか、またその健康の保持増進のシステムが機能している地域であるかのアセスメントをし、必要に応じて、利用できる地域のサービスについても指導助言できる能力が助産師には求められる。その

ことを理解したうえで、地域の保健システムについて理解を深め、主体的にアセスメントできることを卒業までの到達目標とする。

また思春期は、第2次性徴を経験することから、セクシュアリティつまり性に関する心身の健康が必要であるという側面と、将来親になる可能性を有する男女であるという側面から、重要な時期である。その点において、小、中、高校の各段階で親になるための準備として命の大切さを含めた性教育のあり方とそこへの助産師の関与の仕方についてのアセスメント能力が助産師には求められる。この能力については、指導によって実施できることが卒業時までの到達目標である。

④看護の基本技術の的確な実施：助産技術の的確な実施

助産に関する専門的な知識技術を学習する前に、看護に関する基本的な知識技術の学習を前提として、周産期母子の看護における助産師に特有の診断技術、ケア技術に関して、知識とともに方法論を学び実際のケアにおいて使用できるレベルに到達することを目標に学習する。その際には、看護技術の学習において学んだ、①技術の目的、必要性の認識、正確な方法の熟知、②利用者にとっての実施の意義と方法の事前説明、了解の確保、③技術実施過程を通しての利用者の状態、反応の判断、実施方法の調整、④実施したケアの客観的評価と利用者による評価、⑤技術実施過程における危険性（リスク）の認識とリスクマネジメントを活用することは必須事項であるとの認識が助産師には必要である。

在学中に習得しなければならない助産技術としては、妊娠から産褥期までの診断技術、分娩介助の技術、新生児ケア技術、妊娠期から産褥期までの母子の健康の保持増進のための健康教育（個別、集団）、分娩準備教育、母子・父子関係形成のための技術、母乳育児支援技術などである。

Ⅲ群：特定の健康問題をもつ人への実践能力；
リプロダクティブ・ヘルスに関する健康問題をもつ人へのケア実践能力

性と生殖に関する健康問題をもつ人に対して、男女を問わず援助することが助産師には求められる。このことに関する基礎知識は、母性看護学ですでに学習しているが、それらを基礎知識として、助産学関連科目において複雑な健康問題をもつ思春期から更年期女性への援助と周産期母子とその家族へのケアの実践能力を習得することを目標にした学習をすることになる。

周産期の母子とその家族の特定の健康問題としては、妊娠分娩産褥特有の疾患、たとえば、妊娠悪阻、妊娠高血圧症、妊娠貧血、回旋異常や

分娩停止などの分娩進行の異常、弛緩出血、DIC、産褥感染症、妊娠うつや産褥うつ、マタニティーブルー、胎児・新生児虐待などがある。こういった特定の疾患を有する人々へのケアの実践能力を身につけるためには、生殖生理および人間の全身の形態と機能に関する十分な基礎知識のうえに、診断過程および治療過程などを十分に理解し、疾病の予防および早期発見、緊急時への対応ができるように、知識を深め、技術を身につける必要がある。このようなケアを主体的にできる能力を身につけることが学生の到達目標である。

①健康の保持増進と健康障害の予防に向けた支援：
周産期母子とその家族の健康増進と健康障害の予防に向けた支援

このことに関する基礎知識は統合カリキュラム科目で基礎的には学習することになる。

それらの関連科目の学習を基礎として、周産期母子の健康の保持増進および、健康障害の予防に向けた支援として、母親学級や分娩準備教育、子育て教室、母乳育児、退院に向けた健康教育などの目的や必要性、方法に関する知識を深め、利用者のニーズに沿った方法を考慮して、学生は指導者から指導助言を受けながら実践できる能力を身につけることを到達目標とする。

②次世代を育むための援助

周産期における母子及び家族、母になる心身の準備期にある思春期女性の健康の増進と疾病の予防に必要な基礎的な知識や技術、支援する能力を身につけることを目標とする。

③慢性的疾患を持つ人のリプロダクティブ・ヘルス・ライツの支援

慢性疾患を持った女性が妊娠、出産、産褥、育児期を健康上のリスクを最小限にして過ごすことができるように、周産期の母子の健康に関する知識並びに慢性疾患に関する疾病、診断、治療などに関する知識を基に、支援できる能力を身につけることを目標とする。

④治療過程／回復過程にある人へのリプロダクティブ・ヘルス・ライツの支援

リプロダクティブ・ヘルスに関連した疾病及び他の疾病からの回復期にある思春期の女性や周産期にある母子及び家族が治療を受け入れ、回復に向けて生きる力を支援できるように、病態生理や精神的な支援に関する知識や援助方法を身につけることを目標とする。

⑤危機的状況にある母子とその家族への支援

リプロダクティブ・ヘルスには生理的な現象として健康な状態で経過することが期待されるが、時に、母子の生命を脅かす危機的な状態に見

舞われることがあるのも、特徴である。そのことを十分に理解して、危機的な状態を予想し、できるだけ未然に終わらせる方法や危機的な状態が生じた場合への対応について理解できるように、知識、技術、態度や行動を学習することを目標とする。

⑥高齢期女性の健康生活のアセスメントと支援

更年期から老年期における女性のリプロダクティブ・ヘルスについて理解し、その権利が守られるように支援できる能力を身につけることを目標とする。

⑦周産期における母子の死への援助

周産期は母子及び家族にとって、新しい命の誕生という幸せをもたらす期間であるが、まれに、母親の死や胎児・新生児・乳幼児の死という不幸な結果をもたらすこともある。その場合の母親、父親、家族の哀しみは他者が予想出来ないほどに深い。その哀しみに寄り添いながら家族が現実を受け止め、生きる力を取り戻すことが出来るように支援する能力を身につけることを目標とする。

Ⅳ群：ケア環境とチーム体制整備能力；
**　　　周産期の母子保健医療チームの体制整備能力**

少子社会が長年続く我が国においては母子保健サービスに関する諸制度の変革が著しく、ケア環境は絶えず変化している。近年では地域包括ケアシステムにおいて母子保健サービスも実施されるようになってきた。それらの地域環境の変化に対応して、母子及び家族に最良の保健サービスが提供できるように、地域および組織における保健医療福祉チームとの連携・協働をはかるための基礎知識を身につけることを到達目標とする。

①地域の母子保健サービスの充実とケアの質の改善

地域の母子の健康状態及び保健サービスを理解し、それらのことに助産師がどのように関わることで母子保健サービスの充実をもたらし、ケアの質の改善をもたらすことが出来るかを理解するために必要な知識を身につけることを目標とする。

②利用者を中心にした保健医療福祉チーム、助産ケアチームにおける連携協働

地域の思春期の女性や周産期の母子及び家族、更年期／老年期においてリプロダクティブ・ヘルスに関わる健康課題を有している人々を主体とするケアを、保健医療福祉や助産ケアそれぞれのチームの連携協働で行うために必要な知識を身につけることを目標とする。

③地域における母子保健サービス機関における助産ケアを創造するための基礎

病院、産院、助産所、保健所など、いずれの母子保健サービス機関においても、社会の変化によって多様化する利用者のニーズに沿ったケアを創造できる能力、即ち、経済的、政策的課題、国際的動向にも関心を示し、助産師としての役割や課題について理解することを目標とする。

V群：実践の中で研鑽する基本能力；
リプロダクティブ・ヘルス・ライツに関連する実践の中で研鑽する基本能力

変革を続ける社会において、助産師の専門職として働くためには、絶えず自己を振り返り、社会の動向や日進月歩の母子保健の関連学問に関心を寄せて、自己の学習課題を探求し、精進する努力が必要である。助産師としての実践において研鑽する基本能力を身につけることを到達目標とする。

①生涯にわたり継続して助産師としての専門的能力の発展

助産師としての経験の蓄積に比例して、専門性の発展が出来るように、客観的に自己をみつめ、それに基づいて学習課題を見いだして努力する力の基礎を身につけることを目標とする。

②助産師としての価値と専門性の発展

母子保健に関する施策や関連学問の変化に応じて、助産師としての成長発達を成し遂げられるように、社会の変化、政策の動向、関連学問の発達などに関心を持つ。さらに、助産師としての価値や役割を理解し、責務を自覚して、看護学、助産学の発展に寄与することの重要性について説明できる能力を身につけることを目標とする。

3. 産婦ケアの教育方法

近年の少子化による助産実習施設の確保困難、助産師免許のない学生の臨地実習における学習範囲の制約などから、在学中に分娩介助10例を経験することが義務づけられている助産師の基礎教育においては、学士課程のみならず、専攻科や大学院における教育においても産婦ケアに関する教育の困難さは共通する部分も大きく、効果的な教育方法の開発はたいへん重要である。また、正常に経過する妊産褥婦のケアに関する能力の育成は、大学あるいは専攻科、大学院などのどのような教育課程

でも助産師の基礎教育において基本である。したがって、本研究で開発した教育方法は、どのような教育課程においても助産師の基礎能力を育成するには有効であると考えられる。

1 学内演習における教育方法の工夫

　実習前の教育方法として分娩見学を学内演習前に行い、そのリフレクションによる学びを深めさせた後に、OSCEによる学びを深める教育方法を考案した。この班の研究成果は、産婦ケアのうち第2期の分娩介助を含むケアについての効果的な教育方法として、分娩見学とOSCEを連動させて学びを深める内容にしたことと、OSCEの効果を上げるために分娩監視装置に改良を加えて臨場感をもたせるように工夫したことがあげられる。この班の3年間の研究プロセスは、次の通りである。

①看護系大学における助産師教育課程の産婦ケアに関するカリキュラム調査を行った。
②その結果に基づいて、実習前の学内演習の教育方法に焦点を当てることにして、その効果的な方法について検討した。
③検討の第1段階として、学生の「分娩介助に関する学内演習」前の学生の知識、レベルを調査した後に、分娩第2期の従前の教育方法を行った後に学生の知識や技術、態度の習得レベルを調査し、既存の学習方法の弱点を明らかにした。
④それらの結果をもとに、学生の取得レベルを向上させるための教育方法として、ア）分娩見学を学内演習前に実施させることによって、実際の産婦ケアのイメージをもって学習課題を明確にして学内演習に臨むことを期待し、イ）OSCEにおいて学習するというプロセスの教育方法を考案した。その際に、OSCEに使用する分娩監視装置に児心音を聴けるように改良を加えるという教材開発に新たに取り組んだ。

2 実習教育における教育方法の工夫

　産婦ケア能力育成を目標にした助産実習における能力の到達度評価票を作成し、産婦ケアの経験例数ごとの到達度を、判断・予測・援助の3側面から明らかにした。
　学生は、産婦ケアの経験1例目から8例目までは経験ごとに能力を伸

ばし、8例目から10例目になると「指導を受けて実施できる」レベルに概ね到達することができる。しかし、かなりの個人差があり、10例目でも「指導を受けて実施できる」レベルに到達し得ない項目も存在していた。分娩介助を含む産婦ケアの経験例数で、産婦ケア能力の評価をすることより、能力としての到達を評価する方向性にシフトすることの重要性を提言したい。この研究からは、判断・予測・援助の3側面からみて、助産基礎教育として重視すべき部分と、経験例数を重ねることで伸びていく側面があることを認識することになった。

　臨床指導者や教員の評価は、学生の自己評価よりも高い傾向にある。しかし、多くの指導者は、自分の指導がこれでよいのかという課題をもっていることが明らかになり、指導上の工夫を本研究結果として示すことにした。

　3年間の取り組みは下記の通りである。

①助産師教育における到達目標を整理し、看護系大学の学部で助産師教育を行っている教員の語りから、実習前・中・後の教育に関する実態を調査した。

②教員、実習指導者、学生を対象に、助産実習が終了した時点でそれぞれの集団にフォーカスグループインタビューを行い、学生の学習過程やその認識、教員の実習指導への認識や役割等について調査した。

③上記の調査結果から産婦ケアの実習評価票の作成、実習指導体制の明確化を行った。

④実習病院の実習指導者研修を行い、実習指導体制および評価票の理解を促した。

⑤学生の産婦ケアの経験のうち1～2、5、8、10例目の評価を学生の自己評価結果、実習指導者による評価結果をデータ収集し、学生の能力習得過程を調査した。

⑥上記調査を、対象校の範囲を拡大して実施する一方で、指導方法にも工夫を加えて、実施した結果を前年度の実習評価結果と比較して、学生間の差や指導者の指導方法などによる差などを明らかにした。

3 教材開発 ── 会陰保護における両手掌圧にかかわるエビデンス

　産婦ケアに関するICT教材を開発することを目的に、既存の教材分析結果から、分娩介助における左右の手掌圧に着目して、児頭の産道内下降に応じて手掌圧をどのように変化させるのかを学習できる視聴覚教材

を開発することとし、取り組んだ結果、業者との連携によってCD教材の開発を行うことができた。その成果を得るために次のようなプロセスが必要であった。

 ①既存の模型、CD教材などの長所、短所を分析する。
 ②左右の手掌圧の変化を"見える化"する教材作成に目的を絞る。
 ③学生ならびに、ベテランの助産婦の手掌圧の変化を観察するための専用の実験用具（圧センサー）を整え、実験設計を行い、モニターカメラで観察して、そのデータを分析した。それらの実験は東北大学工学部の教授の協力によって、修士課程の学生の参加を得て行う。
 ④実験結果から、左右の手掌の協働作業、左右の5指の圧が、母親の会陰の状態、つまりは児頭の下降に伴って協働しながら変化する状態を視覚的に表現できることを明らかにする。
 ⑤それらのデータをもとに、助産学生対象の教材として開発することの意義や方法について検討する。

そして、助産師の教材を制作している会社に相談し、開発可能性について協議をした結果、DVDとして作成することができるとの結論を得たことから共同開発をし、そのDVDを「分娩介助技術 ── 分娩介助のポジショニングと可視化された手掌圧で技術の向上に役立つ」をメディカ出版から発売されるものとして仕上げた。

平成26年度の統計によると、助産師教育は96校の大学、30校の大学院、29校の大学専攻科・別科、5校の短期大学で行われている（日本看護協会 2014）。助産師教育は、学士課程における看護師と助産師の統合カリキュラムとして行われている学校が最も多い。それらの教育機関においては、本書に示した教育方法をそのまま活用することによって効果をあげることができるであろう。それ以外の大学専攻科・別科や短期大学においても、実習期間の制約や実習場所の確保など大学の学士課程と同様の課題を有していることから、教育方法の工夫の必要性は大きい。こうした対応策を考える際にも、本書が大いに役立つであろうことを期待している。

本書は、助産師になることへのプライドをもち、キャリアを発達させ成長できる助産師を育てるための教育を実践する参考書として、助産師教育を担当しておられる教員や実習指導者に活用されることを目標にして編集した。

文　献

日本看護協会出版会編(2015)看護関係統計資料集(平成26年)．日本看護協会出版会．

大学における看護系人材養成の在り方に関する検討会（2011）　大学における看護系人材養成の在り方に関する検討会最終報告（平成23年3月），文部科学省．

看護学教育の在り方に関する検討会（2004）　看護実践能力育成の充実に向けた大学卒業時の到達目標．文部科学省．

第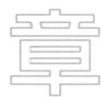章

実践能力育成の効果的な方法

1. 実践能力育成において大切なこと
2. 教育者・指導者の役割

1. 実践能力育成において大切なこと

(1) 実践能力において基礎的なこと

　実践能力の基礎は、①知識、②スキル、③臨床的判断能力、④倫理的態度であると、ベナー看護論の著者であるパトリシア・ベナーは著書の中で繰り返し述べている（ベナー 2011）。学生の実践能力を育成するには、これらの基礎を身につけることを目標に教育プログラムを作成することが求められている。その教育プログラムにおいて、ベナーも重要であると述べているように、臨床で経験することを中核に位置づけることである。

(2) 段階的な学習

　基礎となる能力を講義でまず知識として身につけ、それらの知識を臨床に近い状況を設定した学内で、知識を応用しながらスキルのノウハウについての理解を深め、臨床的判断能力や倫理的態度も求められるような状況設定によって、大きな学習成果を得ることができる。それらの経験をもとに、実際の臨床場面において、患者ケアを通して、知識、スキル、臨床的判断能力、倫理的態度の実践能力における基礎的な能力を統合していく。すなわち、講義、学内演習、実習を段階的に経験するという学習が、実践能力を身につけるには効果的である。

　講義の後、学内演習の前に、臨床において実際の分娩の様子を見学するという学習方法は、実際の産婦ケア（分娩介助を含む）において求められる知識やスキル、臨床的判断力、倫理的態度への理解を深めることになり、学内の演習における学習成果を高める効果がある。

(3) 経験の重要性

　ベナーは、臨床実践能力の基礎であるスキル（専門的技能）とは、単なる手技ではなく、ケアの実践において、知識に基づいた判断・態度・行動を指すと述べている（ベナー 2011）。さらに、これらの能力は臨床場面での経験によって磨かれるとも述べている。助産学生にとっての分娩介助というスキルは、産婦ケア能力のうちでも中核的な能力である。分娩介助スキルには、その基礎となる産婦ケアに関する知識を裏づけとして、分娩を正常に進行させるための判断・態度・行動、会陰保護および児頭保護の手技が含まれる。

学生が産婦入院から胎児娩出までの産婦ケアを臨床で学ぶことは、かなりストレスの高い経験である。臨床では、助産師、医師、看護師など複数の専門職者が、複数の妊産褥婦を安全にケアするためにチーム活動を行っている。一方、産婦は短時間でダイナミックに経過する分娩進行を体験中で、ときには、家族に囲まれている。そのような場に学生が参加することで、学生は、分娩進行につれて変化する産婦や家族の反応やニーズ、それに必要なケアを理解し、助産師や医師などの態度や行動から助産学生に求められる態度や行動、責務を知り、どの時点でどのような判断がなされているのかを理解し、自己の学習の目標を設定し、学びを深めていくことになる。さらに、産婦やその家族とのケアリング関係の形成過程に参加し、助産学生としてさらには人間としての成長の機会を得る。そのような学習は臨床における経験でこそ可能であり、実習における意味は大きい。

　ハンクスは、ジーン・レイヴとエティエンヌ・ウエンガーの著書（レイヴ・ウエンガー 1993）の序文において、臨床における経験の意味について、「正統的周辺参加という緩やかな条件の下で、実際には仕事の過程を重視することによって、業務を遂行する技能を獲得していく」と述べている。さらに彼は、「学習はいわば参加という枠組みで生じる過程であり、個人の頭の中でではない」と述べている。このことは、実習で効果を上げるのは、学生が臨床の場に参加することであることを意味する。ときに、学習の成果が見えにくい学生を臨床の場から離して、レポートを書くことや本を読むことを求めたりする教員や指導者がいるようであるが、これは学生の学習効果には正反対の対応といえよう。

　「実習」という、ある意味正統的周辺参加という学習方法で学生が期待される能力を習得するには、教育マネジメント力のある「臨床」において学習することが重要である。

(4) 教育マネジメント力

　教育マネジメント力とは、学生が実習において最大の学習成果を上げることができるように、学習環境を創り出す能力など、表1 に示したベナーの言う「統合的学習を可能にする支援能力」を意味する。臨床の場において、学生に実習における学習課題を与え、最良の経験ができる場や機会を提供し、学生の能力の向上に応じた指導的かかわりができる看護師や助産師、医師、指導者、教員がいる臨床は、教育マネジメント力のある臨床といえる。そのような臨床にするには、教育マネジメント力

表1　統合的学習を可能にする支援方法

- 有能で熟練したパフォーマンスの主要な側面を、具体的に例示すること、明確に表現すること、可視化し到達できるようにすること
- 監督下で実践の機会を学習者に与えること
- 学生が自分たちの実践、とくに特定の臨床状況の特質を理解し、振り返り、明確に表現するのを支援するために、実践現場で指導すること
- 学生が特定の臨床状況下にいて優先すべきことと要求されていることを認識できるように支援すること。そうすることにより、学生たちは重要性と非受容性の識別力、つまり特定の臨床状況において、重要性と緊急性との関連で、どれにすぐに対応しなければならないか、注意を喚起しなければならないかを識別する能力を身につけることができる
- 学生が自分の実践を振り返り、自分自身で実践を振り返り、自分自身で実践を改善できるよう支援すること

出典：ベナー（2011）

のある教員や指導者、臨床の責任者の存在が不可欠であり、ベナーのいう「教育と臨床の統合」が必要である。

2. 教育者・指導者の役割

　教員には、カリキュラムに精通していること、学生が実習で何を学ばなければならないか、実習前に身につけている知識・技術・態度は何で、どのレベルかを十分に理解していることが求められる。そういう教員には、教育観を背景に、学生の学習を効果的に導く次のような役割がある。

(1) 学生の学習をマネージする

　ハンクスは「弟子が成長できるかどうかは、親方の方で参加の仕方をうまく仕分けてあげられるかによる」と述べている。このことは、臨床において学生を育てる教員の役割を言い得ている。教員は学生に臨床への参加の仕方を仕分ける、言い換えれば実習における効果的な学習をマネージする教育マネジメント力が求められる。

表2　教員、指導者に求められるコーチング能力

実践の経験を段階的に進める能力	● 看護師としての実践能力がある ● 役割モデルとして「経験」をコーディネートする ● 成長と失敗について振り返りをさせる 　原因に気が付く、その一歩先のための方法を考えさせる ● ポジティブ・フィードバック
コーチング能力	「自分で考え、自分から行動を起こし、自分で評価する」人を育成することを目標 ● コーチングフローを創る ● コーチングスキルを持っている ● コーチは教えない
コーチングフロー	1. 現状の明確化 2. 望ましい状態の明確化 3. 現状と望ましい状態のギャップを引き起こしている理由と背景の発見 4. 行動計画の立案 5. フローと振り返り

出典：伊藤守（2002）コーチングマネジメント．Discover．

(2) 学生が実践力において基礎的なことを学ぶことができるように支援する

　上述したように、実践力において基礎的な知識とスキル、臨床的判断能力、倫理的態度を育成するには、臨床の場において、ベナーの言う「包括的徒弟式学習」すなわち統合的学習ができるように支援することである。この方法は、臨床に参加しながら学習を進めるという方法である。それは、臨床で教員のみが学生を指導するというような、教員による"囲い込み"ではない。臨床で看護師が看護チームや医療チームとともに患者ケアを行っている状況の中に学生を参加させることで、彼女たちが「いま何をするべきか、誰と何をコミュニケーションすべきか」を主体的に考え、行動することを期待し、そのチャンスを提供する指導方法である。このことを可能にするためには、教員の臨床実践能力が不可欠であり、教員には臨床の変化に柔軟に対応してその実践力を最新のものにしておく努力が求められる。

(3) 臨床における学生の学習を促進する教育方法を用いる

　学生の学習課題が達成できるような機会を準備する。具体的には学生の学習課題にふさわしい受け持ち事例を選択し、その事例へのケアを通してよりよい学習ができるように支援することである。その支援には、学生を尊重しながら学ばせなければならない。そのためには、表2に示

表3 学生に対する倫理的配慮

1. 学生が一人の人間として、学生としてもつ権利が脅かされることのない自由な学習環境の整備を行うことを責務
2. 学生一人一人が大切にされていると実感できる教育環境
3. 臨地実習では、学習した知識を実践的・具体的に体験でき、倫理的な感受性を惹起するための方法を工夫する
4. 学生の主体性、自主性の尊重
5. 利用者が不必要なケアや倫理的配慮を欠く看護によって、不利益や負担を受けることがないように配慮
6. 学生の倫理観の育成
7. 実習中に学生が利用者や学生自身に対する倫理的配慮に関する問題点に気づいた際には積極的に相談に応じ、解決へと向けて指導する

出典:稲垣他(2008)看護学教育における倫理指針

したようなコーチングという教育方法がふさわしい。また、ときには、自らが助産師としての役割モデルになって、患者ケアや助産師・看護師チームおよび医療チームと連携・協働する。自己の助産師としての経験を振り返り、ナラティブとして学生に伝えることも教育効果を上げる重要な教育方法である。

(4) 倫理的態度を育成する

学生の倫理的態度の育成には、教員が学生との間にケアリングな関係を形成し、自らが学生に対して倫理的態度で接することが大切である。それには、表3 に示した、日本看護系大学協議会においてまとめられたものの抜粋が参考になろう。

(5) 教育と臨床の統合を図る

教育と臨床の統合を図るということは、学生の学習内容を統合することであり、学習環境としての教育の場と臨床の場の統合を意味する。前者は、学生が講義や学内演習で学んだことを活かして、実習における学習を進めていくことである。後者は、教員と臨床の看護職や医療職が緊密な連携を取り、協働することである。そのためには、両者が win & win の関係になるように、それぞれの専門性を活かして、相互交流することが必要である。近年、臨床の看護職が学内演習に指導者として積極的にかかわり、教員と協働することで効果を上げている大学もある。臨床看護師にとってのこの経験は、臨床における看護師や学生指導に求められる指導力をつけるという成果につながっている。また、教師が専門性を背景にした教育力や研究力をもって、臨床における看護職のキャリア発

達を支援し、看護の業務改善につながる研究を支援し、実践力を背景に入院患者や外来患者の特定のケアに参画し、役割モデルとなってケアの質向上に寄与するという事例がみられはじめた。

　以上のような臨床と教育の場の相互交流は、学生の学びを最大限に引き出す効果をもつ。

文　献

稲垣美智子他（2008）看護学教育における倫理指針．日本看護系大学協議会．

パトリシア・ベナー，モリー・サットフェン他（早野 ZITO 真佐子訳）（2011）ベナー ナースを育てる．医学書院．

パトリシア・ベナー（井部俊子監訳）（2014）ベナー看護論新訳版――初心者から達人へ．医学書院．

ジーン・レイヴ，エティエンヌ・ウエンガー（佐伯 胖訳）（1993）状況に埋め込まれた学習．産業図書．

新道幸惠他（2009）看護系大学の統合カリキュラムにおける助産師教育の到達目標に関する検討．基盤研究（B）研究課題番号 18390573．平成 18-20 年度．

新道幸惠他（2012）看護系大学学士課程助産学生に有用な産婦ケア（分娩介助を含む）の教育方法の開発．基盤研究（A）研究課題番号 21249094．平成 21-23 年度．

第2章

実習開始前教育

- 1. 教育目標
- 2. 実習開始前の授業の工夫
- 3. 実習開始直前の学生の産婦ケア能力
- 4. 実習前の産婦ケア見学
  ―視点を明確にして
- 5. 産婦ケア演習の実際
  ―胎児心拍陣痛図再生装置と模擬産婦の導入
- 6. 模擬産婦の養成
- 7. 模擬産婦養成の今後

1. 教育目標

　助産師教育は学士課程、大学学部の専攻科、大学院修士課程、専門学校と多様化している。養成所種別では学士課程における養成が最も多く、平成26年4月では96大学（総施設数の約47.5％）である（日本看護協会出版会 2015）。しかし学士課程での助産師教育は時間のゆとりがなく、過密スケジュールであるという指摘がある。実習環境においては少子化、産婦の高齢化、ハイリスク化から、実習期間内に十分な分娩介助の経験をさせることが困難である。長い実習期間が確保できない学士課程において、短期間で効率よく実習効果を上げていくためには、助産実習開始前に学内でできるだけ産婦ケア実践能力を向上させておく必要があり、学内での教育にも工夫が求められる。

2. 実習開始前の授業の工夫

　産婦ケア実践能力向上のための実習開始前の教育の工夫には、表1に示す通り多様な方法がある。いくつかを具体的に紹介する。

1 事前学習

(1) 目標
　本格的に助産科目が開始される前に、母性科目の復習・助産科目の予習を行うことで、限られた期間内で効果的に助産科目を学ぶことができる。

(2) 内容
- 母性科目の復習
- 母性看護における看護過程の展開
- 助産科目の予習

(3) 方法
- ノートにまとめる
- カードや手帳にまとめる（実習中に活用できるサイズ）

表1　学士課程助産師教育における学内授業と演習の工夫

工夫内容	工夫の例
助産科目開始前の事前準備や早期の授業開始	・面接で自己の目標や課題を明確にしている ・学習課題を課す ・助産履修者が決定してすぐに授業開始
他領域や母性看護科目との連続性	・人権の擁護については看護の基本として4年間の随所で触れている ・看護管理でチームの連携・協働について講義している ・同じ教員が母性看護学も担当し、内容のすみ分け、連続性がある
リスクの高い産婦、新生児の援助の理解	・新生児蘇生のデモンストレーション ・周産期センターでの臨床講義 ・異常妊産婦は助産師の範疇ではないと思わせないようにする
紙上・VTR事例・SPでの実際に即した授業および自己学習	・VTR事例からSOAPやパルトグラムを書かせる ・教員や院生が妊産婦役となり分娩介助の練習をさせる ・シングルマザー等の事例を入れて保健指導の計画を立てさせる ・24時間演習室を開放、土日も技術練習できる
人権の擁護、女性の意思決定の支援ができる能力の育成	・産婦の意思決定を意図したロールプレイを取り入れている ・演習中でもプライバシーの保護を徹底させる
実習グループ学生と教員との一貫した教育	・実習施設と担当教員を早期に決定し、事前学習や演習、技術練習、技術試験等すべてそのグループと教員で行う
専門性を高め、自己の看護実践を振り返り自己評価できる能力の育成	・演習や実技の評価項目（チェックリスト）を事前に学生に知らせ、教員の評価も伝えるが、学生が相互に評価しあって学習している ・OSCE評価でも良いところと努力すべきところを学生に言わせるようにする
実習施設との連携	・実習施設と同じ分娩セットを用意して学内演習を行っている ・大学の物品や手順に実習施設が合わせてくれる

出典：新道（2011）

- 国家試験の過去問題が教科書のどの項目から出題されているか確認させる（教科書に付箋を貼る）。また、可能であれば解答しておく
- 学生同士でPBL学習（PBL=Problem Based Learning、問題解決型学習）を行う

(4) 自己学習の確認方法

- 筆記試験を行う
- 学生同士でプレゼンテーションし、教えあう
- 個別面接を行い、学習状況を確認する

2 事前面接

(1) 目標

- 助産科目の学習（授業、実習）に関する不安を軽減し、モチベーションが高まる

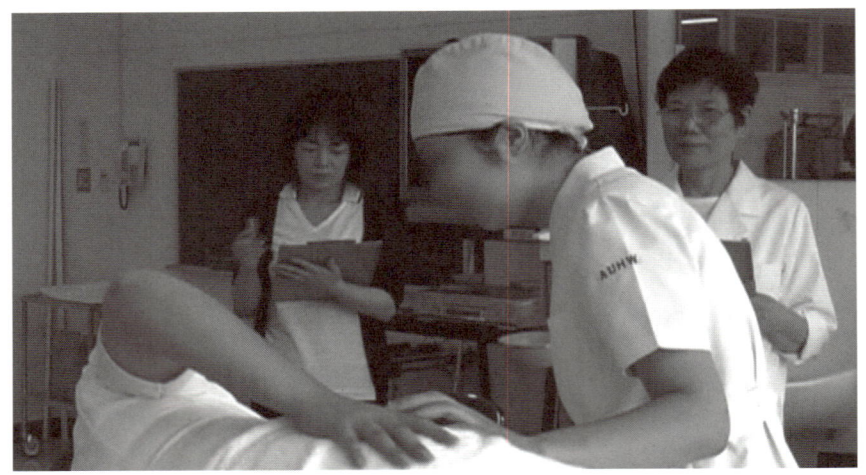

図1　分娩室へ入室した場面

- 学生自身が現在抱えている不安や悩みを打ち明けられる機会となる
- 先の見通しがつく
- 学生が自己効力感を高めることができる

(2) 方法
- 教員との個別面談を行う
- 助産選択の上級生や卒業生助産師との交流の機会をつくる

3 実習グループ学生と教員の一貫した教育

　新人看護師の支援にみられるプリセプター、メンター制のように、助産師教育に関しても、一貫して同じ教員の支援を受けることの効果が期待される。事前学習～学内の授業演習科目～実習前分娩介助技術チェック～助産実習まで一貫して同じ教員から支援を受けることで学生の課題の達成が容易になるが、ときに不適切な組み合わせの場合には弊害もある。

4 OSCEによる実習前の産婦ケア実践能力のチェック　図1

(1) 目標
- 分娩第2期～4期の基本的な助産診断ができる
- 分娩第2期～4期の基本的な助産技術を、原理原則に則り状況に合

わせながら実施できる
- 自己の産婦ケアを客観視して評価指標に則り評価することができる
- 臨地実習における自己の課題が明確にできる

(2) 方法

典型的な初産婦事例を作成し、学生には事前に事例を渡し、助産計画を立案させる。教員等が産婦役となって学生の実施するケアに反応しながら分娩進行を演じる。教員および学生が評価票により評価し、評価結果についてフィードバックを行う。

3. 実習開始直前の学生の産婦ケア能力

効果的な学内演習を組み立てるにあたり、実習前にどのような産婦ケアの実践能力を強化する必要があるのかを見極めるため、OSCEにより学生の測定を行った。

1 測定方法

分娩介助技術などの授業や試験の終了後、助産実習開始までの期間（2010年7月～8月）に、4大学の調査協力に同意を得た助産学生18名に対して、典型的な初産婦の事例によりOSCEによる産婦ケアの実践能力の評価を行った（新道 2011）。評価には助産実習で用いている分娩介助評価票を使用し、1：まったくできない～4：よくできる、の4段階評定で採点した。評価者2名の平均値をもって評点とした。他に同じ評価票を用いて学生の自己評価、産婦役からの評価も行った。

2 結果

(1) 学生と評価者の得点の比較（分娩介助の流れ順）　図2

学生の得点はおよそ1.61～3.44、評価者の得点は1.53～3.81に分布し、評価者の得点の方が学生を上回る項目が多かった。児娩出以降に、胎盤娩出、分娩損傷の確認までの項目は比較的得点が高く、児娩出までの項目は高得点と低得点が混在していた。

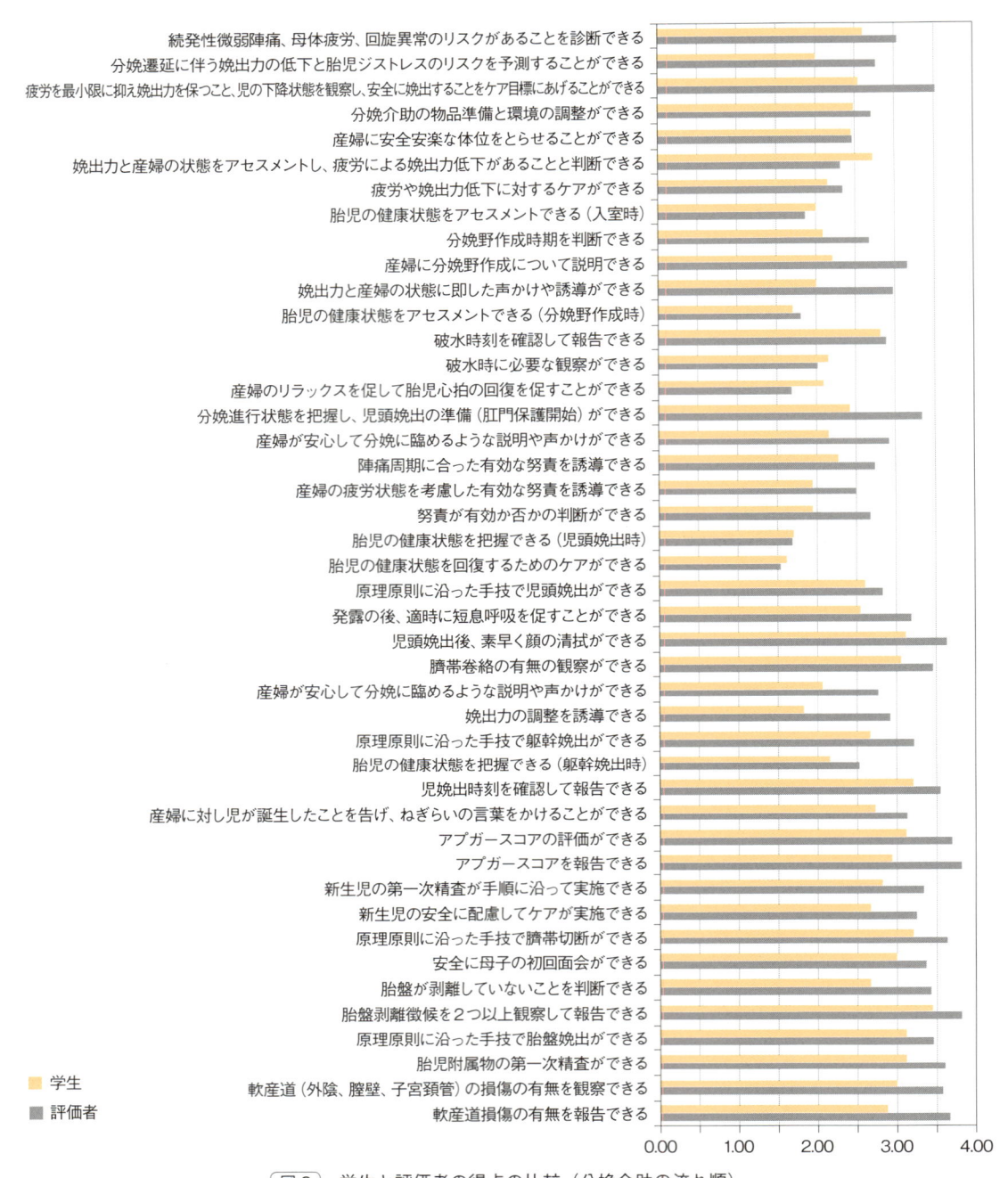

図2 学生と評価者の得点の比較（分娩介助の流れ順）

（2）学生と評価者の得点の比較（評価者評点の降順） 図3

　評価項目ごとにみると、胎児の健康状態に関する項目はもっとも評点が低く、次いで産婦の疲労状況やリラックスへの配慮、努責の誘導に関する項目が低かった。臍帯巻絡の確認、胎盤剥離徴候の確認、アプガースコアの報告などは学生の自己評価が高い項目であり、「時刻をいう」等

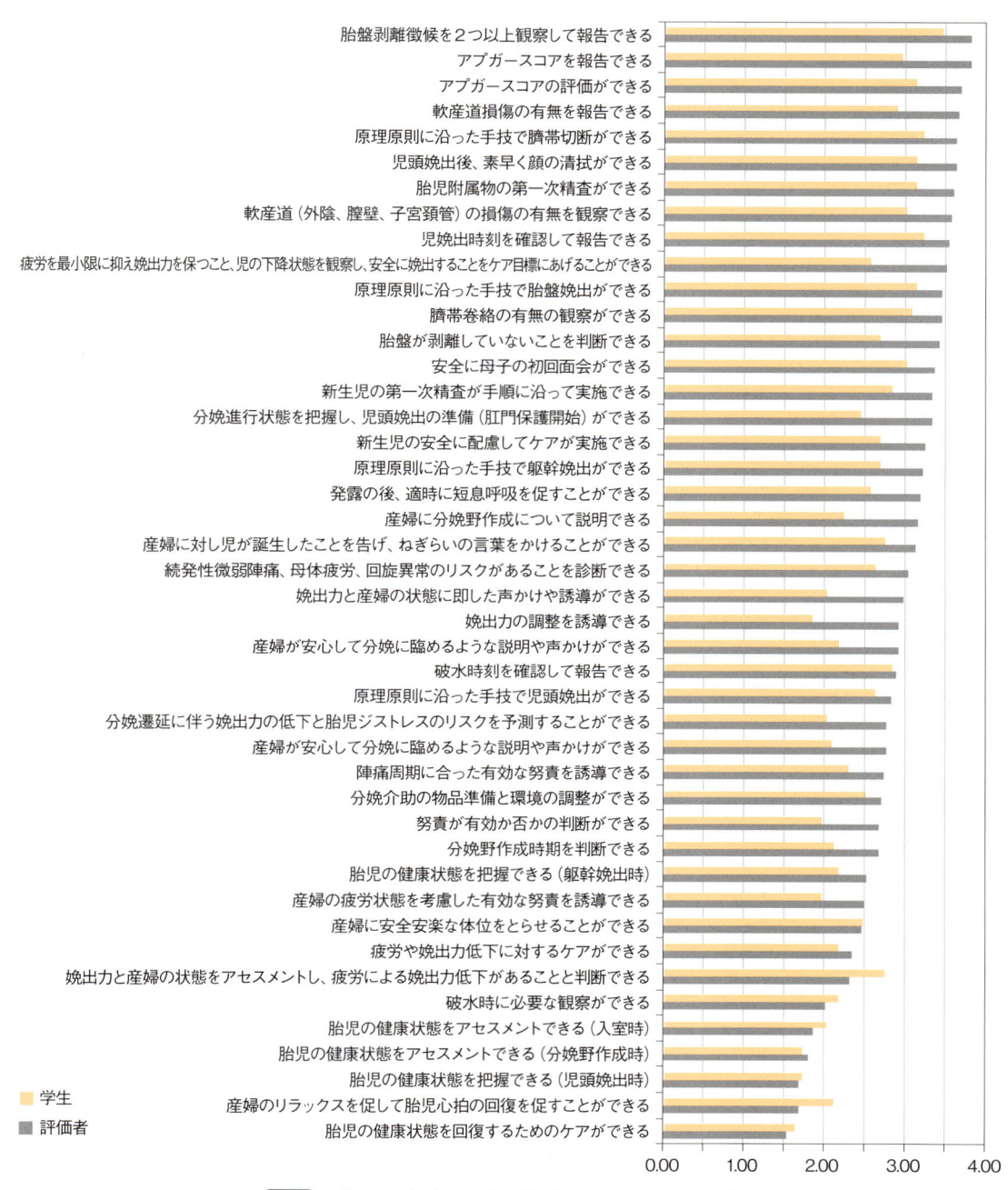

図3 学生と評価者の得点の比較（評価者評点の降順）

の具体的な行動項目は、学生も実感があるために高得点となる傾向があり、自己評価しやすい項目である。

評価者よりも学生の得点が低いことについては、学生はできているのに自己評価が低い傾向にあること、および実際の分娩を見学したことがない学生もいるので評価がしにくいことも考えられる。

図4 産婦役の評価

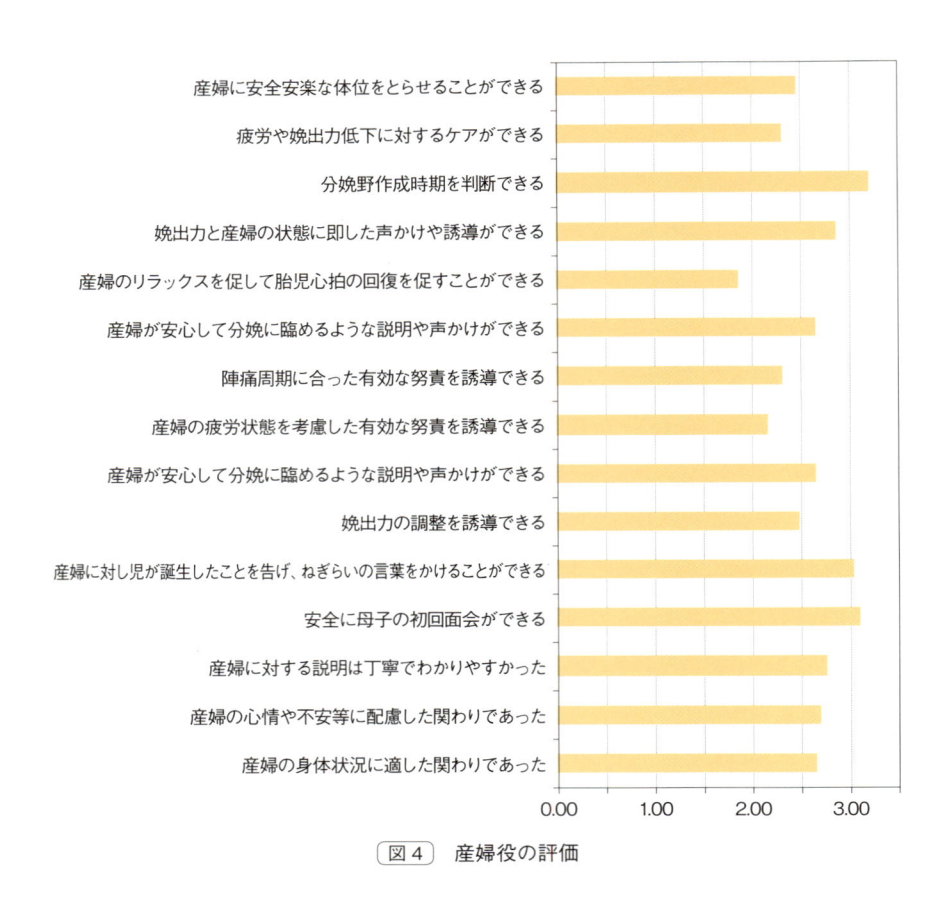

(3) 産婦役の評価　図4

　産婦役の評点は 2.42 〜 3.37 に分布し、わかりやすい説明、母子の初回対面等は評点が高く、努責の誘導、ねぎらい、疲労のケアなどは低かった。

3 得点が低い項目 ── 産婦ケア実践能力の不足について

(1) 胎児心拍への関心

　OSCE では胎児心拍音を出力する装置として妊婦腹部触診モデルを用いたため、胎児心拍の音量が小さく聴こえにくかった。心拍数を下げると音量も小さくなるという機械特有の問題もあった。数名は心音を聴こうとしていたが、全体的に胎児心音に意識が向けられていなかった。胎児心拍数に関して、学生は数字が見えないと音だけでは判断しにくいようである。

　このことから実際の分娩介助では、胎児心音を聴きながら判断することが求められるので、実習前に学内演習において「胎児心音を聴く」ま

たは「CTG モニター（胎児心拍陣痛図再生装置）を見る」ことを意識づけすることが大切である。

(2) 産婦役とのコミュニケーション

　産婦役がいたことで、実際には産婦が学生の思う通りに怒責や呼吸をしてくれないことがわかり、リアルな産婦演技による緊張感があり、実習に役立つと考えられる。しかし、産婦への声かけなどがセリフのように画一的で、産婦とのやりとりのある本来のコミュニケーションになっていなかった学生も多かった。実際の分娩を見学していない学生もいるので分娩中の産婦を想像することが難しく、さらにその時々の産婦の状況に合わせた助産師としてのコミュニケーションやケアの実施はとくに難しいことがわかる。

4. 実習前の産婦ケア見学 —— 視点を明確にして

1 実習前に行う学内教育プログラム 図5

　実習前に行う学内教育プログラムは、「視点を明確にした産婦ケア見学」と「CTG モニターと模擬産婦を導入した産婦ケア演習」の 2 部構成である。到達目標は、以下の 3 つである。

- 産婦とのコミュニケーションができる
- 産婦の状況のアセスメントと状況に合わせたケアができる
- 胎児の健康状態のアセスメントとケアができる

　実習初期、とりわけ最初の受け持ち産婦に対する産婦ケアにおいて、学生は「何もできなかった」「頭が真っ白になった」「一言も声をかけられなかった」という体験をすることが多い。母性看護学で産婦に対する看護を学び、助産学の学習も十分に積み重ねたうえで臨む実習であっても、はじめて直接介助者として分娩にかかわる緊張感は相当に大きい。このようなリアリティショックを緩和し、学内で習得した知識や技術を最大限に発揮して産婦ケアに参加できるようにすることが、この産婦ケア学内演習のねらいである。

```
※母性看護学の講義・演習
   母性看護学実習〔分娩見学〕
※助産学の講義・演習
   分娩期の助産診断・助産技術
   ・助産計画立案
   ・基本的分娩介助技術演習
```

┌─────────────────────────────────┐
│ プログラムⅠ   │
│ 視点を明確にした産婦ケア見学   │
└─────────────────────────────────┘

※分娩進行を想定した状況下での分娩介助演習

┌─────────────────────────────────┐
│ プログラムⅡ   │
│ CTGモニターと模擬産婦を導入した産婦ケア演習 │
└─────────────────────────────────┘

※助産実習

図5　実習前に行う学内教育プログラムの流れ

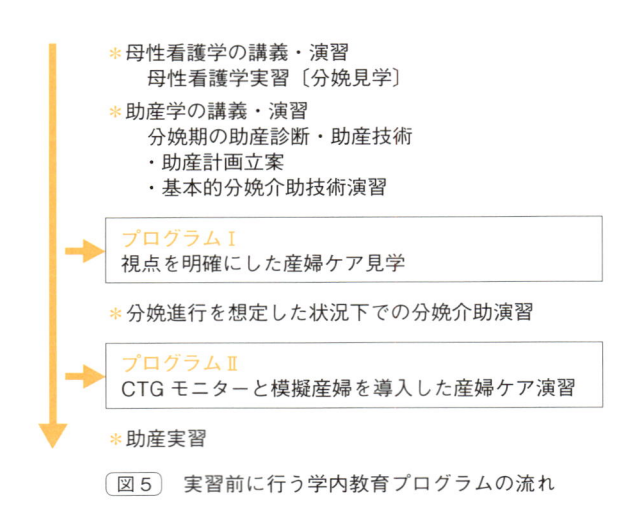

2 視点を明確にした産婦ケア見学

(1) 目的

　分娩期の助産診断・助産技術に必要な知識を修得したうえで行う産婦ケア見学を通して、分娩進行状況に即応した助産師による助産診断の実際と産婦ケアの実際を理解し、自分自身が母子の状況に応じた産婦ケアを実施するイメージを明確にすることを目的とする。

(2) 方法

① 実施時期

　分娩期の助産診断、助産技術に関する学内講義が終わり、紙上事例の助産計画立案、分娩介助技術の練習等の学内演習が始まってから助産実習開始までの間に行う。

② 実施方法

　正常経過をたどると予測される母子に付き添い、または担当助産師のシャドーイングを行いながら、助産師による産婦ケアの実際、ケア実施中の産婦と助産師の言動を、産婦ケアを実施する助産師の視点から見学する。

　また、正常経過をたどると予測される母子の分娩進行・経過および産婦の言動やケアへの反応を見学する。見学数は可能であれば複数の産婦（初産・経産など）とする。母性看護学実習等で産婦ケアの見学経験があっても、目的が異なることから改めて見学を行う。

　見学後、産婦ケア見学による学びを整理し、提出する（図6）。

産婦ケア見学レポート　　　　氏名＿＿＿＿＿＿＿＿

　産婦ケア見学の体験について、以下の3つのポイントに関する①見学・体験したケアの実際、②見学・体験したケアをどのように意味づけ、解釈したか、③見学・体験を通しての学びを今後の助産実習でどのように活かしていくか、を整理しましょう。

A．産婦の状況のアセスメントとアセスメントに応じたケア
①見学・体験したケアの実際

②見学・体験したケアをどのように意味づけ、解釈したか

③見学・体験を通しての学びを今後の学習でどのように活かしていくか

B．産婦とのコミュニケーション
①見学・体験したケアの実際

②見学・体験したケアをどのように意味づけ、解釈したか

③見学・体験を通しての学びを今後の学習でどのように活かしていくか

C．胎児の健康状態のアセスメントとアセスメントに応じたケア
①見学・体験したケアの実際

②見学・体験したケアをどのように意味づけ、解釈したか

③見学・体験を通しての学びを今後の学習でどのように活かしていくか

図6　産婦ケア見学レポート

a. 見学方法
- 担当助産師の産婦ケアに同行し、助産師による産婦ケアの実際を見学・観察し、ケアの意図について考える
- 担当助産師が産婦ケア見学の対象者以外のケア等をしているときは、産婦に付き添い産婦の言動や分娩進行状態の見学・観察を行う
- 産婦と助産師のコミュニケーションおよび相互関係を見学する
- 分娩第2期から第3期には、直接介助の助産師の目線で産婦を見つめ、分娩進行状況（胎児の娩出状況）や直接介助者の行動が見える位置について見学を行う

b. 見学の視点

b-1 助産師による産婦ケアの実際と産婦の言動、反応

- 助産師が分娩進行に応じて判断・実施した産婦に対する観察、アセスメント・ケア
  例：分娩進行を把握するための方法（内診・触診・陣痛の把握・産婦の表情）、助産師の産婦に対するコミュニケーションの実際、分娩進行を促進するためのケア、安楽のためのケア（発作時に手を添える）
- 産婦－助産師の相互作用・相互関係
  例：助産師の声かけが産婦にもたらす影響、産婦の訴えや表出に対する助産師のケア、助産師のケアに対する産婦の反応
- 助産師が分娩進行に応じて判断・実施した胎児の健康状態の観察、アセスメント・ケア
  例：CTGモニターのドップラー音・胎児心拍波形・陣痛曲線（視覚・聴覚・触覚による観察）、non reassuring fetal state 時のケアの実際（深呼吸・体位変換を促す）
- 産婦ケアにおける助産師の態度・姿勢
  例：母子両方を常に観察しケアを行う、産婦の訴えに傾聴する、産婦に支持的に接する、産婦の分娩への取り組みを認めねぎらう、産婦に対し否定的な言動はせずつねに肯定的に受け止める

b-2 分娩進行・経過と母子の健康状態の変化および分娩進行に伴う産婦の言動・反応

- 分娩進行・経過
  例：陣痛の発作・間欠、産痛部位、産婦の表情、動静、胎児心拍、胎動の有無、胎児下降、陣痛に合わせて落ち着いて補助動作を行う、自分の意思や希望を伝える、胎児心音を聞いて健康状態

を気にする、発語が少なくなる、苦痛様表情でじっと耐える、間欠時に目を閉じて休む、陣痛発作時に物を強く掴む・力をいれてしまう

c. 産婦ケア見学による学びの整理

　産婦ケア見学の学びを、産婦の状況のアセスメントとアセスメントに応じたケア、産婦とのコミュニケーション、胎児の健康状態のアセスメントとアセスメントに応じたケア、の3つの視点から、「見学・体験したケアの実際」「見学・体験したケアをどのように意味づけ、解釈したか」「見学・体験を通しての学びを今後の助産実習でどのように活かしていくか」について整理する。整理を通して、産婦の分娩進行に即した助産師のケアに対する理解を深め、産婦ケアを実施する立場から、自己の課題を明確にする。

　整理した内容を記録用紙にまとめ、産婦ケア見学後1週間をめやすに提出する。

5. 産婦ケア演習の実際
―― 胎児心拍陣痛図再生装置と模擬産婦の導入

　産婦ケア演習は、臨地での産婦ケア実施の導入をスムーズにすることが目的であることから、実際の産婦ケア場面に最大限近づけることが効果的である。リアルな産婦ケアシーンを再現するために、演習の実施に先立ち、現実に起こり得るシナリオを作成し、そのシナリオを忠実に演じることのできる模擬産婦を養成する必要がある。演習の説明に先立ち、この2つについて説明する。

1 産婦の経過と分娩進行シナリオの設定

　産婦ケアの事例は、学生が臨地実習で遭遇する典型的な事例が望ましい。その際、初産婦か経産婦であるかは問わない。多少のリスク（前期破水、PIH、微弱陣痛等）はあってもよいが、正常分娩が予測される範囲とする。助産計画立案の演習等、それまでの講義や演習で使用した事例を継続して用いることも効果的である。分娩進行シナリオの長さは、演習後に自身の産婦ケアを振り返り、その詳細について模擬産婦や教員と相互評価を行うとすれば、15分以内が望ましい。

次に、産婦の経過と分娩進行シナリオの1例を示す。模擬産婦には事前にこれらの情報を提供し、分娩進行シナリオの場面ごとの演技計画を立案してもらう。

(1) 事例の背景・妊娠経過

- 0-P、32歳、妊娠40週2日、身長160cm、非妊時体重46kg、結婚3年目、待望の第1子、妊娠と同時に事務職を退職
- 妊婦健診14回受診、病院と市の母親教室を受講
- 「できれば自然に産みたい、呼吸法のリードをしてほしい、分娩台で母乳をあげたい」とのバースプランあり。夫は出張が多く立ち会い希望なし
- 妊娠中体重増加9kg、特記事項なし、胎児の推定体重2,800g、健康状態良好

(2) これまでの分娩経過

- 0:00　陣痛発来
- 2:00　入院、入院時所見は陣痛30秒／7-8分、子宮口3cm開大、展退80%、軟、st-2、未破水、血性分泌物少量、胎児心拍数良好、第2頭位
- 9:00　陣痛30秒／5分、st-2、未破水、朝食半分摂取、胎児心拍数良好
- 12:00　陣痛40秒／3分、st-1、未破水、横になってウトウトしている、胎児心拍数良好
- 16:00　陣痛40-50秒／3分、st-1、未破水、横になってウトウトしていて、発作時に腰痛があり、顔をしかめて腰をさすりながら「痛い、痛い」と訴える。胎児心拍数良好
- 18:00　陣痛30-40秒／3分、発作は弱め、子宮口全開大、st-1、矢状縫合10時方向、胎胞形成あり、間欠時には目を閉じてウトウトしている。努責感なし、胎児心拍数良好
- 19:00　陣痛30-40秒／2分、努責感出現。発作時会陰膨隆（+）、陰裂哆開。St+1〜+2、胎胞著明、胎児心拍数良好。分娩室に入室。疲労感著明
- 19:10　外陰部消毒などの準備を終え、仰臥位にて努責開始

表2　分娩進行シナリオ

time	陣痛発作	陣痛	胎児・付属物	予測される学生の言動	怒責・分娩進行
				肛門保護怒責の誘導	
0:00	1	発作40秒	FHB140bpm、徐脈なし		弱めの努責
		間欠1分	FHB140bpm、徐脈なし		
2:00	2	発作40秒	FHB140bpm、徐脈なし		弱めの怒責
		間欠1分	FHB140bpm、徐脈なし		
4:00	3	努責開始30秒後に自然破水、努責感自制不可となる	破水後70bpmまで低下、70秒で緩やかに回復	破水の観察心音の観察深呼吸を促す	努責開始30秒後の破水と同時に娩出力が急激に増強し努責感自制不可（パニック）となる児頭排臨
7:00				会陰保護	学生の声掛けに反応して脱力
		間欠2分	FHB140bpm		
10:00	4	発作60秒	FHB140bpm、110bpmまで下降40秒、回復速やか	（会陰保護）	有効に努責排臨〜発露
		間欠1分	FHB140bpm		
12:00	5	発作60秒	FHB140bpm、110bpmまで下降40秒、回復速やか		有効に努責排臨〜発露
14:00		間欠1分	FHB140bpm		
	6	発作60秒	FHB140bpm、110bpmまで下降40秒、回復速やか		有効に努責胎児娩出
		間欠1分	FHB140bpm		
	7	発作60秒	FHB140bpm、110bpmまで下降40秒、回復速やか		（有効に努責）（胎児娩出）
		間欠1分	FHB140bpm		

(3) シナリオ

分娩進行シナリオを 表2 に示す。

2 CTGモニターと模擬産婦を導入した産婦ケア演習の実際

(1) 目的

分娩第2期から第3期の基本的な助産診断と助産技術に基づく状況に合わせた産婦ケアの実施を通して、自己の産婦ケアを客観的に評価し、助産実習における自己の課題を明確にできる。

(2) 方法

① 実施時期

分娩期の助産診断、助産技術に関する学内演習（紙上事例の助産計画立案、分娩介助技術の練習、技術チェック等）がすべて終了してから助産実習開始までの間に行う。実施回数については繰り返し行うことの効果はあるが、最低1回実施することが重要である。

② 実施方法

a. 場の設定

リアルな産婦ケア場面を再現するために、各実習施設における産婦ケアと同等の環境を設定する。実習施設における分娩が分娩台上での仰臥位分娩であれば、分娩台の上にファントームを置き、胎児心拍陣痛計（ベルト等）を装着する。使用する物品は、原則的に実習施設における産婦ケアと同じ物を使用する。破水が想定される場合は、流出する羊水を準備しておく。コンドームに無色透明または混濁羊水を模した液体を入れておくとよい。

b. 模擬産婦

産婦とのコミュニケーション、産婦の状況のアセスメントと状況に合わせたケアを実施するために、模擬産婦をおく。模擬産婦は、学生と日常的な接触がない者とする。分娩台の上や脇など、学生とのアイコンタクトやコミュニケーションが不自然でない場所に位置する。模擬産婦がCTGモニターを見なくても陣痛のタイミングがわかり自然な演技となるように、CTGモニター調整役がCTGデータをみて、体に触れて教えるなど陣痛発作の開始を知らせる。

c. CTGモニター

分娩進行状況の把握や胎児の健康状態のアセスメントのために、CTGモニターの使用またはその代替物を使用する。あらかじめ作成したシナリオをもとに、以下のいずれかの方法で提示する。

a) CTG再生装置の使用 図7

CTGモニターの定位置にCTG再生装置をおき、場面に応じた胎児心音とCTGグラフを再生する。CTG再生装置は、産婦ケア演習のために、分娩監視装置の開発・製造を行っているトーイツ株式会社と複数の医療関係者（P.49 謝辞欄参照）の協力を得て、われわれが開発したものである。トーイツ株式会社製「トーイツアクトカルディオグラフ MT-516 ベビーアクト」にNF回路ブロック社製「データレコーダ EZ7510」を接続し、実際の胎児心拍陣痛図のデータを収録する。実際

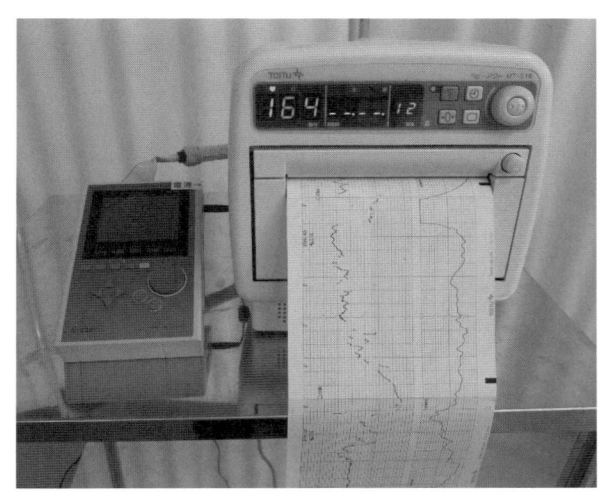

図7 CTG再生装置

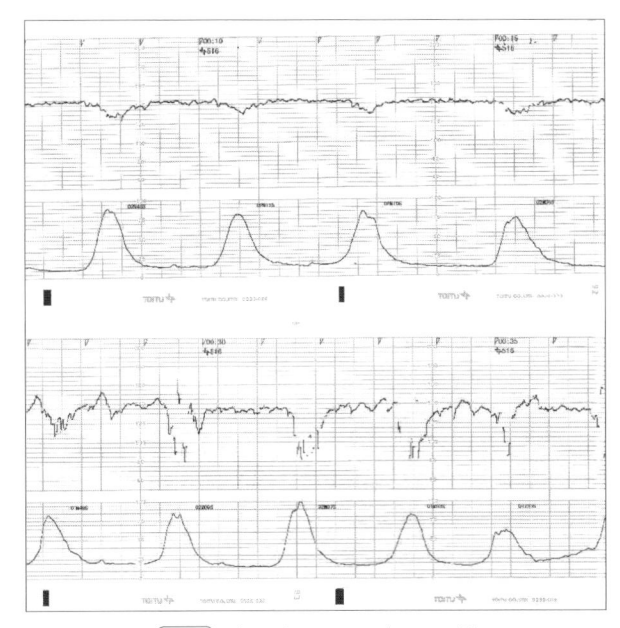

図8 提示するCTGグラフの例

　の使用方法と同じ手順によって、胎児心音と胎児心拍陣痛図が再生される。収録したデータの編集も可能であり、シナリオに合わせた胎児心拍陣痛図を作成することができる。この装置の使用により、学生は助産実習と同じように、胎児心拍陣痛計による胎児心音の観察を行うことができる。

b) 妊婦腹部触診モデル（高研製）とCTGデータの提示　図8

　シナリオに即したCTGデータの複写をあらかじめ準備し、胎児心拍陣痛計の定位置に、場面進行に応じて順次CTGデータの複写を提示

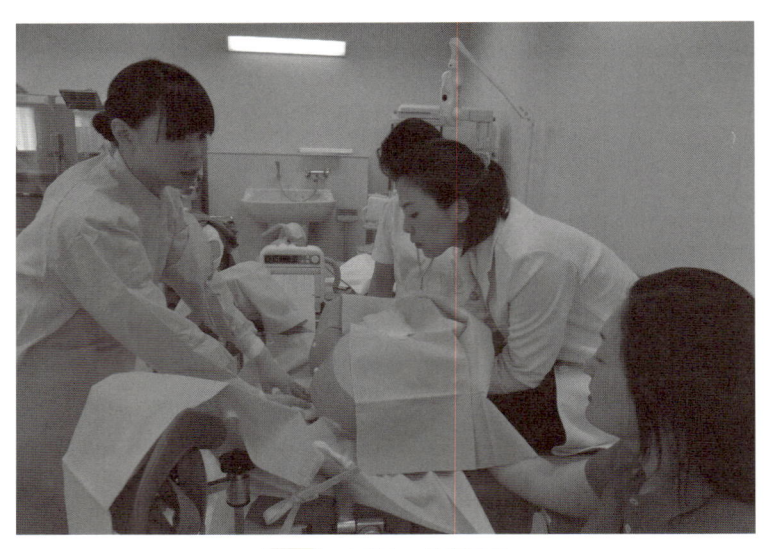

図9 産婦ケア演習風景

する。妊婦腹部触診モデル（高研製）の操作により、シナリオに応じた心拍数の胎児心音を流す。

d. 必要な人員
- 教員（評価者） 1名
- 模擬産婦 1名
- （CTGモニターの場合）CTGモニター操作、陣痛発作知らせ役、模擬産婦のファントーム操作補助 1名
- （妊婦腹部触診モデルとCTGデータ使用の場合）シナリオに応じた胎児心音調整とCTGデータの交換、模擬産婦のファントーム操作補助 2名
- 間接介助 1名（学生でも可。直接介助者が指示したことのみ実施する）

e. 実施手順
- 演習前日までに、事例の背景・妊娠経過とこれまでの分娩経過を学生に提示する。学生は、助産診断を行い、以降の助産目標を設定し助産計画を立案する
- ケア実施前に、学生は助産診断・助産計画を教員に報告する
- 模擬産婦は、独自に設定したシナリオをもとに、順次場面を展開する。学生は、助産計画に基づきながらも、産婦とのコミュニケーションをもち、胎児心音に注意を払いながら、産婦の言動や胎児心拍数の変化に伴い適宜助産計画を修正してケアを実施する。模擬産婦は学生のケアに反応し、用意したシナリオを適宜調整する
- 可能であればビデオ撮影を行い、相互評価や学生の事後学習に活用

する（図9）

f. フィードバック

- 一連のケアが終了したら、学生は産婦ケア演習評価票に沿って、場面ごとに振り返り、産婦との関係やコミュニケーションについて自己評価を行い記入する
- 学生は自己評価を模擬産婦に伝え、模擬産婦の評価を受ける。学生は、模擬産婦に評価を求めたり、確認・疑問が必要な点を提示して評価や説明、助言を受ける。模擬産婦はケアの意図やアセスメントについて学生に確認し、評価、助言を伝える。フィードバックの内容について、学生は評価票に記入する（図10）
- 教員は学生と模擬産婦の相互評価に同席し、必要に応じてファシリテーターを務める。学生の反応を見極め、事後の指導に活用する
- ビデオ撮影を行った場合は、フィードバックの場で模擬産婦とともに確認したり、学生の事後学習に活用する（図11）

6. 模擬産婦の養成

　手順や清潔操作を習得するためのファントーム練習では得られない、生身の産婦と胎児がそこにいるように感じられる演習をするために、慣れ親しんだ教員や学生の産婦役ではなく、模擬患者のような緊張感のある産婦役「模擬産婦」を養成することが必要と考えた。

1 改良版模擬産婦養成プログラム

(1) 目的
- シナリオとCTGデータに合わせて分娩期の症状（陣痛、努責、苦痛等）を演じることができる
- シナリオとCTGデータに合わせてシミュレーターの操作ができる
- 学生の分娩介助やケアに対応したコミュニケーションができる
- 学生にフィードバックすることができる

(2) 参加者、学生役、CTGモニター操作役
　分娩経過を理解しており、様々な産婦に接した経験があることから、

産婦ケア演習評価票

【場面ごとの評価】

time		陣痛	胎児・付属物	怒責・分娩進行	産婦との関係・コミュニケーションの評価
0:00	1	発作40秒	FHB140bpm、徐脈なし	弱めの怒責	
		間欠1分	FHB140bpm、徐脈なし		
2:00	2	発作40秒	FHB140bpm、徐脈なし	弱めの怒責	
		間欠1分	FHB140bpm、徐脈なし		
4:00	3	怒責開始30秒後に自然破水、怒責感制御不可能となる	破水後70bpmまで低下、70秒で緩やかに回復	怒責開始後30秒後の破水と同時に娩出力が急激に増強し怒責感制御不可（パニック）となる 児頭排臨	
7:00		間欠2分	FHB140bpm		
10:00	4	発作60秒	FHB140bpm、110bpmまで下降40秒、回復速やか	有効に努責 排臨〜発露	
		間欠1分	FHB140bpm		
12:00	5	発作60秒 有効に努責	FHB140bpm、110bpmまで下降40秒、回復速やか	有効に努責 排臨〜発露	
14:00		間欠1分	FHB140bpm		
	6	発作60秒 有効に努責	FHB140bpm、110bpmまで下降40秒、回復速やか	有効に努責 胎児娩出	
		間欠1分	FHB140bpm		
	7	発作60秒	FHB140bpm、110bpmまで下降40秒、回復速やか	（有効に努責）（胎児娩出）	

【総合評価】

総括・自己の課題	
模擬産婦コメント	
教員コメント	

図10　産婦ケア演習評価票

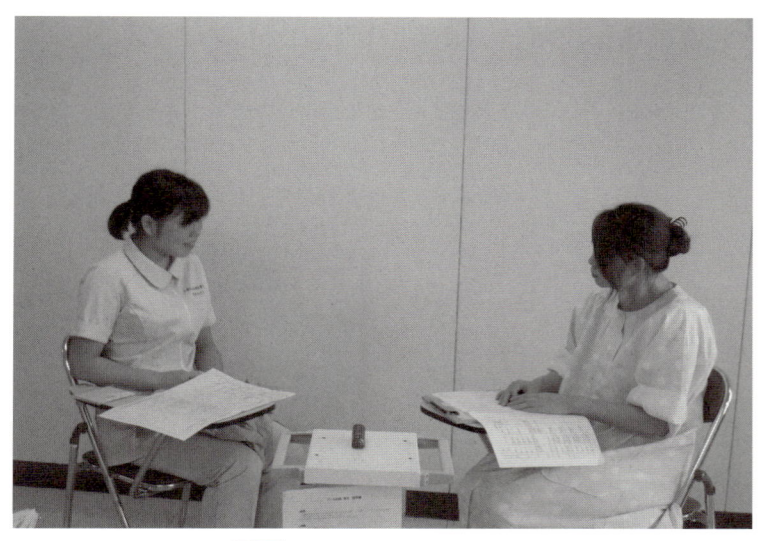

図11　産婦ケア演習の相互評価

　一般女性ではなく助産師または元助産師を対象とする。産婦の年齢相当の方が望ましい。大学近隣の産科医療機関や卒業生助産師を対象に募集を行う。学生役として卒後1年目助産師（卒業生など）にも協力を得ておく。CTGモニターの操作（妊婦モデルの場合には除脈の操作）と模擬産婦に陣痛のタイミングを知らせるために1名が必要である。

(3) 必要な環境と物品 表3
　数名の参加者が講義、話し合いなどができる助産実習室に分娩台や撮影カメラを設置する。ファントームは自然な演技の妨げにならぬよう、潤滑剤を十分に使用し、片手で娩出操作ができるものが望ましい。

(4) 事前準備
　参加者には事前にプロフィールとシナリオ、ワークシートを配布する。それを読んで産婦の人物像を自分なりに設定して記述する。その後ワークシートに分娩経過に沿って身体状況、心理状況を想定して記入しておき、演技の計画を立てる。

(5) プログラムの概要 表4
　模擬産婦が参加する演習の意義、事前に準備した演技計画の共有、フィードバック方法を学習する。フィードバックとは、feed（栄養）をback（戻す）＝学習者の栄養になる情報を戻すことであり、演習の後に、

表3 必要物品

```
分娩介助物品
    分娩ファントーム、胎児人形
    娩出用潤滑剤
    分娩台
    分娩セット一式［器械、衛生材料］、破水用コンドーム（水入り）
    分泌物吸引器一式
    分娩用リネン一式
    分娩監視装置、データレコーダー　または妊婦モデル（胎児心拍音）
模擬産婦
    分娩着
学生役
    介助者ガウン、手袋等一式
フィードバック・記録
    DVD撮影カメラ・DVD再生装置
```

表4 改良版模擬産婦養成プログラム（参加者2名のスケジュール）

時間(分)	内容
10	概要の説明
10	自己紹介
10	模擬産婦が参加した演習のDVD視聴
5	先輩模擬産婦からの体験談
20	シナリオによる役作りの準備
20	フィードバック（FB）の原則
15	FB場面のDVD視聴
35	FB練習　演習のDVD視聴5分、FB準備5分、発表・討議25分
5	質疑応答
30	ファントーム操作の練習（破水・押し出し）
45	模擬産婦体験A（DVD撮影）　実施20分、FB準備10分、FB15分
45	模擬産婦体験B（DVD撮影）　実施20分、FB準備10分、FB15分
40	模擬産婦体験の振り返り　自分のDVDを確認・自己評価
30	振り返りの共有・まとめ　感想および意見

①学生の良かった点、②改善が必要な点などの感想を学習者に効果的に伝えることを指す（鈴木・阿部 2011）。

　フィードバックの練習においては、まず模擬産婦との分娩介助演習場面DVDを見て、気づいたことをメモする。メモ用紙には「ポジティブフィードバック」「ネガティブフィードバック」の両面について、「学生の言動」と「模擬産婦の気持ちや考え」を書く。その後、参加者同士でその内容について共有し、適切なフィードバックになるよう表現などを指摘する。ポジティブ⇒ネガティブ⇒ポジティブのように肯定的なコメントで始まり、終わるようにすると、学生の自信や学習意欲向上につながる。

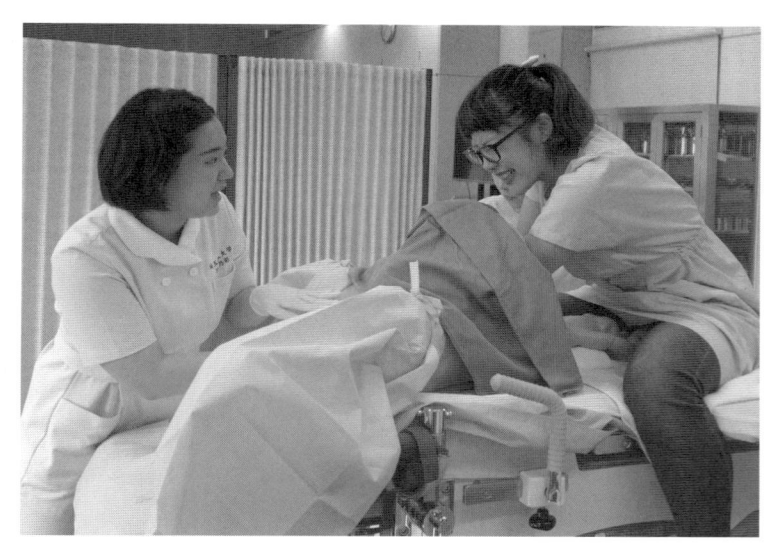

図12 ファントームを用いた演習

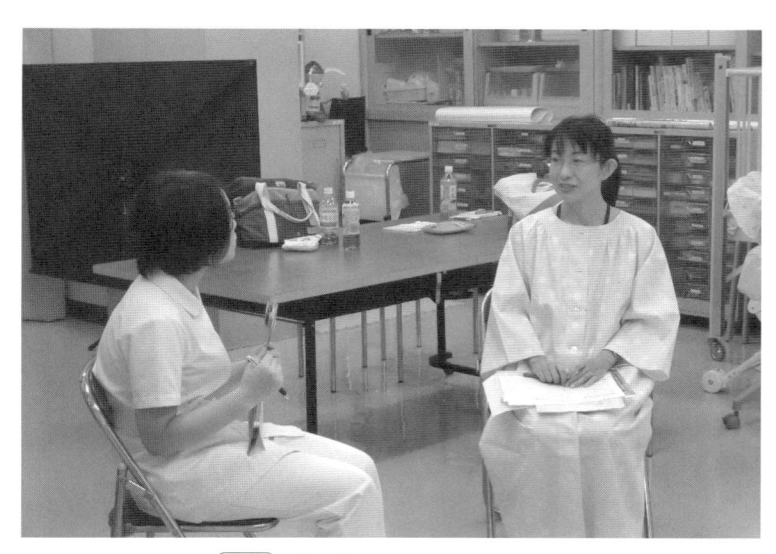

図13 演習終了後のフィードバック

　次にファントームの操作練習を行い、操作に習熟する。その後分娩台へ移動し、学生役を相手に産婦演技を行う。事前準備で作成した人物像、身体状況、心理状況を思い出しながら、なおかつ学生の言動に対応して演技を行う（図12）。

　児の娩出に至り15分程度の演技が終了したら、フィードバックのための準備をワークシートを用いて行う。学生の言動に対してどのような気持ちや考えを抱いたかを時系列で想起して、ポジティブな感情、ネガティブな感情に分けて整理していく。このワークシートをもとに学生役に1対1でフィードバックを返す（図13）。

演技場面、フィードバック場面の録画を参加者が自分で見て自己評価を行い、他の参加者と合同で振り返り、疑問点や困難な点を話し合い共有する。良くできていた点なども養成者側から参加者に伝え、自信をもって学生との演習に臨めるよう配慮する。

(6) 模擬産婦が困難を感じる点

ファントーム操作や陣痛のグラフに気を取られ、自然な演技にならないことがあるので、ファントーム操作には十分時間をかけ、目で見なくてもどの程度娩出されているのか感触でわかるようにしておく。CTGモニターを見なくても陣痛のタイミングを知らせる役が体に触れて教えるなど事前に打ち合わせ、練習をしておく。

フィードバックが実習指導者的になってしまうことがあるが、産婦として感じたことを述べるにとどめ、「もっとこうすればよい」など指示的なコメントは避けて産婦になりきって、肯定的あるいは否定的な両面の感情を事実とともにフィードバックするように練習する。

7. 模擬産婦養成の今後

一般的な模擬患者は、市民を募って養成し、医学部が中心となった養成団体も多様に存在する。模擬産婦はまだ養成を始めたばかりであるが、助産師を対象として行う点に特色があり、指導者的になりがちというマイナス面はあるものの、参加した助産師から「産婦の気持ちになってみて初心に戻れた」などの意見も聞かれた。今後は、養成した模擬産婦が演技やフィードバックの能力を維持向上していくために学生と演習をする機会を増やすよう、他大学と協力していくことも考えている。

文　献

日本看護協会出版会編（2015）看護関係統計資料集（平成26年），Ⅱ 養成状況 1. 学校養成所数及び定員　(4) 都道府県別・助産師課程．日本看護協会出版会．平成26年看護関係統計資料集 https://www.nurse.or.jp/home/publication/toukei/pdf/toukei14-2015.pdf（2016.1.4 取得）．

新道幸惠（2011）看護系大学学士課程助産学生に有用な産婦ケア（分娩介助を含む教育方法の開発）．研究課題番号 21249094．平成22年度文部科学省科学研究費補

助金（基盤研究A）研究成果報告書.
鈴木富雄, 阿部恵子（2011）よくわかる医療面接と模擬患者. 名古屋大学出版会.

謝　辞

　本研究を進めるに当たって，下記の皆様および会社に多大なるご支援をいただきましたこと、心より御礼申し上げます。

　亀田メディカルセンター 産科部長・周産期母子医療センター長　鈴木真 氏
　千葉市立海浜病院 産科総括部長　飯塚美徳 氏
　医療法人成和会産科婦人科山口病院 院長　山口暁 氏
　トーイツ株式会社
　注：ご支援いただいた当時の役職名を記述いたしました。

第3章

実習教育

- 1. 実習指導方法
- 2. 実習評価
  ──助産実践能力の習得状況の可視化
- 3. 評価票からみえた
  助産学生の学習成果の到達点
- 4. 今後に向けて

1. 実習指導方法

　助産実習の方法については、保健師助産師看護師学校養成所施行規則の別表2「分べんの取扱いの実習については、分べんの自然な経過を理解するため、助産師又は医師の監督の下に、学生1人につき正常産を10回程度直接取り扱うことを目安とする。取り扱う分べんは、原則として正期産、経腟分べん、頭位単胎とし、分べん第1期から第3期終了より2時間までとする」に則り、病院を中心とした実習場所に学生を配置し、指導体制をとっていることが多い（巻末資料2）。

　実習の時期は、それぞれの学校におけるカリキュラム編成上、集中的に行っている場合と、分散で行っている場合がみられるが、10例の分娩介助を通じて、産婦ケア能力を獲得していることに変わりはないので、この10例の分娩介助実習を通しての「臨床指導者と教員の役割」「学生の学び・到達度」「指導方法」がポイントとなる。

1 臨床指導者と教員の役割

　助産実習指導とは、「臨床で起こっていることを実践的に指導する」ことである（図1）。教員は実習前から講義や演習ですでに学生とのつながりがあり、実習中も学生の成長を目標にした学生指導を目指すが、臨床指導者、とりわけ分娩介助というそのときに遭遇した助産師は、産婦の状態から助産師としての判断や援助中心の指導を目指す。もちろん、実習以前に学生のレディネスとして教科書や参考書をもとにした基本的な知識を前提とし、学生が現在分娩介助の何例目であるか、今回の目標は何であるかを踏まえつつ、目の前の産婦を気遣いながら学生指導を行っていく。

　つまり、臨床指導者の役割としての期待は、「魅力的な助産師モデル——自信をもって見せる、語る」であり、そのために、①助産ケアの責任、②判断に対する現場ならではの助言、③対象（産婦）の反応や評価のフィードバック、④学生の実習目標の周知、が必須である（図2）。一方、教員に期待される役割は、図3 にみられるように、臨床においては助産実践そのものでは黒子的存在になるが、①学生に対しての記録の確認と記録から推論できるアセスメントとその根拠に関する指導、②学生の心身の健康管理、③学生間のグループダイナミックスを活性化して学習効果を上げること、にある。

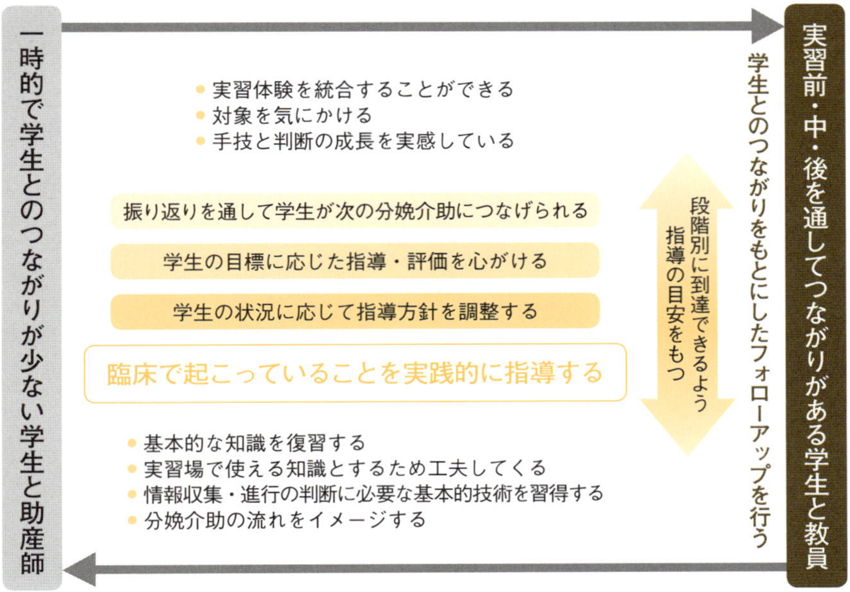

図1 臨床指導助産師の実習指導者と教員の関連図

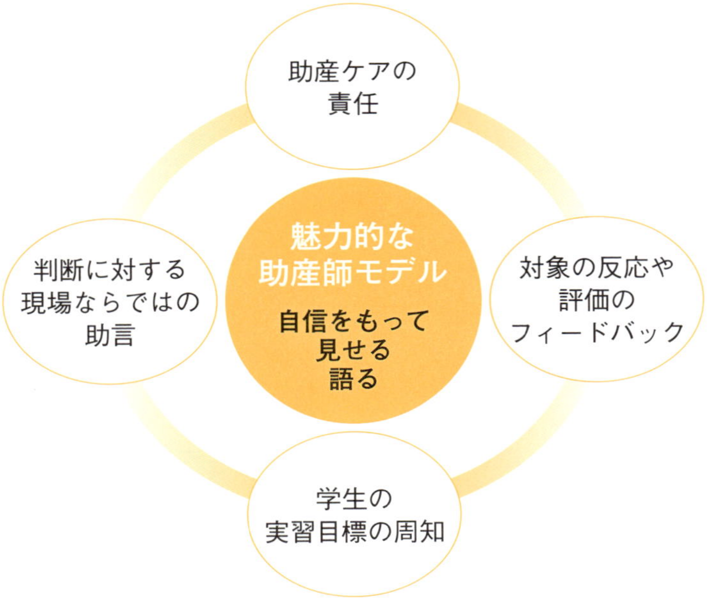

実習前・中・後を通してつながりがある学生と教員

学生とのつながりをもとにしたフォローアップを行う

段階別に到達できるよう指導の目安をもつ

- 実習体験を統合することができる
- 対象を気にかける
- 手技と判断の成長を実感している

| 振り返りを通して学生が次の分娩介助につなげられる |
| 学生の目標に応じた指導・評価を心がける |
| 学生の状況に応じて指導方針を調整する |
| **臨床で起こっていることを実践的に指導する** |

- 基本的な知識を復習する
- 実習場で使える知識とするため工夫してくる
- 情報収集・進行の判断に必要な基本的技術を習得する
- 分娩介助の流れをイメージする

一時的で学生とのつながりが少ない学生と助産師

図2 臨床指導者の役割

中心：**魅力的な助産師モデル** 自信をもって見せる語る

- 助産ケアの責任
- 対象の反応や評価のフィードバック
- 学生の実習目標の周知
- 判断に対する現場ならではの助言

第3章 実習教育

図3　助産実習における教員の役割

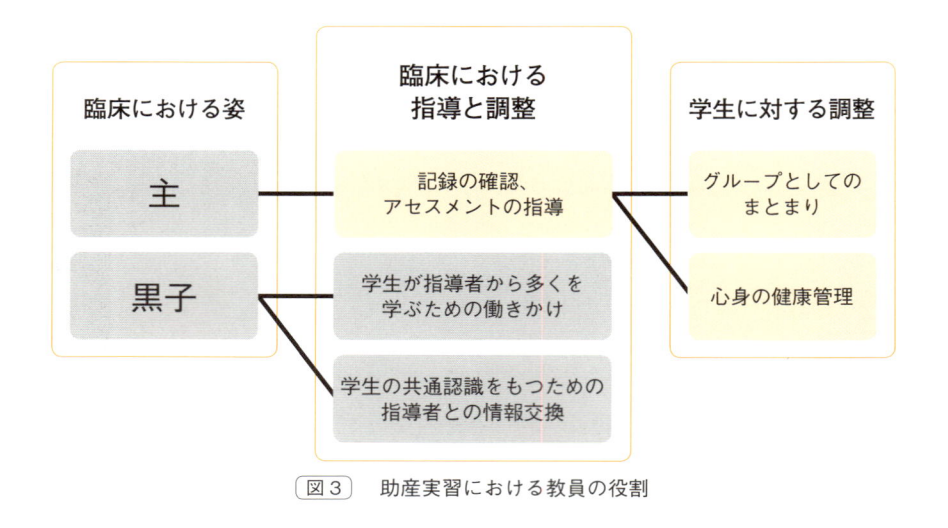

　実習の時期に応じた臨床指導のポイントがある。筆者ら（遠藤 2012）の研究から、学生が体験する10例までの分娩期の産婦ケアにおいて、判断、予測、援助、助産計画の実態を表1に示した。

　その習熟の段階は4つに分けられ、漸次的に進んだ。Ⅰ段階は、精神的に余裕がなく経過に応じた現象の理解が困難な段階、Ⅱ段階は、典型的（教科書的）な事例において目の前で起こっている現象について判断し対応できる段階、Ⅲ段階は、典型的な事例においては、判断・予測に続いた援助が可能となる段階、Ⅳ段階は、典型的な事例をもとに個別状況に応じた判断・予測・援助が考えられる段階、と進んでいく。なお、典型的な事例とは、分娩の進行が時間的に、また胎児回旋や下降、子宮口の開大等が標準に近い形で進行し、ほぼ正常経過をたどる状態を指す。

　この習熟段階に応じた臨床実習指導者と教員の指導のポイントを10例の中で解説したものを、表2-1、表2-2に示した。具体的には、以下のようになる。

(1) 1・2例目

　最初の1・2例目は、分娩1期のかかわりを満たすことができそうな事例（産婦）の選択が重要である。また、臨床指導者自らが積極的に学生に語りかけ、学生の思考を引き出すこと、また起こっている現象をすべて言語化して学生の思考を助けることが必要である。教員には、指導者と学生のコミュニケーションが円滑にいくように見守り、必要にしたがって臨床指導者の発言を補足するなどしながら、学生の緊張をやわらげて

表1　助産学生の分娩介助例数事の習熟

事例進行の目安	1・2例目 →	5例目 →	8例目 →	10例目
判断	事前学習で得た内容の一部を活用し観察できるが判断はできない。	比較的緩やかな経過の正常経過であれば第1期の判断ができる。	第1期であれば、比較的早い経過の分娩進行でも判断が可能となる。第2期の娩出力の判断は難しい。	8例目とほぼ同様のレベル。正常を逸脱する場合には、判断が困難である。
予測	ほとんどできない。	根拠は十分でないが、現象から第1期の予測をする。	典型的な事例の予測は可能となる。第2期の経過の予測は難しい。	8例目とほぼ同様のレベル。正常を逸脱する場合には、予測が困難である。
援助	第1期の産婦の状況に対して指導者主導で産痛緩和や分娩促進等の援助を実施する。→援助を通じて産婦との信頼関係を構築し自信へと繋がる。	判断・予測から第1期の援助を考えられるが、優先順位等を考慮した行動は難しい。分娩介助技術は大部分で指導・援助が必要である。	第1期では、個別性を考慮した援助ができるようになる。一連の分娩介助の手順を踏み、急激な進行でなければスムーズに介助できる。	8例目とほぼ同様のレベル。分娩進行を順調させるケアや児の健康状態に配慮したケアが充実してくる。
助産計画	後追いもしくは、定型的な予測まではできる。	一応の初期計画は立てられるが、評価・修正には至らない。	一連のプロセスを踏みながら展開できる。個別性を意識した内容になってくる。	8例目とほぼ同様のレベル。情報を統合して産婦の全体像をアセスメントできるようになる。

いく役割がある。

　分娩介助は、臨床指導者との二人羽織（狂言演目）のようなもので、実際には学生の手に指導者の手が乗って介助するような状況となる。

　分娩終了後は、体験した内容の意味づけを促進する。最初の1例目は、学生にとって感動の1例目であることを大切にしつつ、分娩の進行と母体・胎児の変化がわかるように、まずは流れを理解させることに努める。

　分娩介助手技も実体験は初めてであるため、細かい手技よりも安全性を確保できるためのポイントを整理して、不足部分はファントームなどの模型を用いてのイメージトレーニングを推奨して次回に備えるよう動機づける。

(2) 5例目

　5例目くらいまでは、分娩1期が比較的緩やかな経過が予測される事

表2-1 学生の習熟段階ごとの指導のあり方（指導者）

	精神的余裕がなく、経過に応じた現象の理解が困難な段階	典型的な事例では、目の前に起こっている現象について判断し、対応できる段階	典型的な事例では、判断・予測に基づいた援助が可能となる段階	典型的な事例をベースに個別性に応じた判断・予測・援助が考えられる段階
指導者	典型的で所要時間に余裕があり、とくに第1期のかかわりが十分確保できる事例の選択。指導者から積極的にかかわり、学生の思考を引き出す。起こっている現象について言語化を促進する。できる援助は、積極的に取り組ませ、遅くとも分娩終了後に援助の意味づけを行う。	典型的で比較的緩やかな経過が予測される事例の選択。相談しやすい雰囲気を作り、起こっている現象について言語化を促進する。予測については、分娩進行が早まる、緩やかになるといった経過の言語化を促進し、進行に余裕のある場合には、なぜそう思うのかを問う。援助については、現状からどのような援助が必要かを問い、積極的に取り組ませる。	典型的な事例では、第1期の判断-予測-援助が可能な範囲で待つようにする。急速な経過の場合、第1期極期〜第2期での判断が速やかに実施できるようかかわる。分娩第2期の援助の個別性を理解できるようにかかわる。異常が発生した場合の対応は十分ではないので、思考・援助の流れを滞らせないよう助言を行う。分娩介助後に事例の総括を言語化させる。	第1期は、可能な限り、学生の主体性を尊重し実施できるようにかかわる。事例の個別性、とくに第2期の対応を事例にあわせた理解ができるようにかかわる。未経験の異常の対応は十分ではないので、思考・援助の流れを滞らせないよう助言を行う。

表2-2 学生の習熟段階ごとの指導のあり方（教員）

	精神的余裕がなく、経過に応じた現象の理解が困難な段階	典型的な事例では、目の前に起こっている現象について判断し、対応できる段階	典型的な事例では、判断・予測に基づいた援助が可能となる段階	典型的な事例をベースに個別性に応じた判断・予測・援助が考えられる段階
教員	指導者とのコミュニケーションを促進し、精神的に落ち着けるよう配慮する。分娩終了後に体験した内容の意味づけを促進する。学生が提示する課題について吟味し、優先順位や課題目標の整理を促進する。	指導者と協働し、分娩経過の理解を促進する。分娩終了後に体験した内容の意味づけを促進する。学生が提示する課題について吟味し、優先順位や課題目標の整理を促進する。	指導者と協働し、分娩経過の理解を促進する。学生が提示する課題について吟味し、具体策の確認を行う。事例カンファレンスを通じて学生相互の体験を共有し、事例の異常を含めた個別性の理解を促進する。	指導者と協働し、分娩経過の理解を促進する。

例であることが望ましい。しかし実際には、分娩件数の不足を懸念し、了解の得られた事例を早く取得したい思いが一方にはあり、結果的には様々な事例に出合うことが考えられる。

　3例目あたりから、臨床指導者はいつでも手を出せる状態でありながらも、学生主導で、分娩の経過として起こっている現象、すなわち内診所見、陣痛の測定、分娩の進み方に影響する要因や分娩予想時刻について言語化を促し、確認しながら、今どのような援助を行うべきかを決定し、学生を支援する。指導者は学生の予測を確認しつつも、安全なお産を目指し、学生自身で対応ができるようやや早めの準備が必要である。

　5例目くらいになると、学生も病棟内のスタッフ（助産師達）と関係ができつつあり、対話が可能となる。夜間実習や土・日実習を行い、スタッフを巻き込んだ臨床実習も可能となる。産婦や家族との会話も大幅に増え、関係性の中でゆとりをもち始める。

　学生間の介助件数の違いや習熟レベルの差異が出始める時期でもあるので、教員は、グループダイナミックスを活用しながら、知識の習得と学生の対人関係能力の到達に力を注ぐ。一方、臨床指導者も学生の個性が徐々にわかるようになり、学生の良さを引き出しながら指導する姿を見かける。臨床指導者に、教員の指導内容まで委譲できるようになる時期でもある。

　また、教員が常時ついていることの弊害もある。この時期から、なるべく多くのスタッフと学生が直接的な交渉や調整をする姿を確認したい。新人期につながる主体性の獲得を望みたい。

(3) 8例目

　典型的な事例では、第1期からの判断 - 予測 - 援助ができるようになるのを可能な限りの範囲で待つ。急速な経過の場合、第1期極期から第2期での判断が速やかに実施できるようかかわる。第2期の援助の個別性、すなわち会陰の通過がスムーズにいくように理解できるのは、この時期になってからである。胎児心音を意識しながら、産婦の呼吸や自分自身の手の使い方、呼吸の合わせ方など産婦との協働で安楽な分娩を意識できる。

　家族にも状況を説明できたり、ともに出産を迎える喜びなどを共有する関係性ができるようになる。臨床指導者の指導においても、助産観を語るような場面が多く出現する。

　なお、異常が発生した場合の対応は十分ではないので、学生は指導者の指示のもとで、対応することになる。異常の対応については、分娩終

> 【パターン化した実習】
> 「3例目ぐらいまでは介助でいっぱいいっぱい」
> 「3例目ぐらいまで全員同じパターンの分娩介助」
> 「5例目ぐらいで自分でしっかり考えてできるようになった」
>
> 【個別性を踏まえたケアの実践】
> 「7例目ぐらいで産婦主体のケアを考えることができた」
> 「8例目で個人へのケアや家族に目が向くようになった」
> 「8例目ぐらいで予測でき、だいたい事前に準備できるようになった」
>
> 【予測とケアリングの手応え】
> 「10例目ぐらいでアセスメントはだいたいできてくる」
> 「10例目で産婦や家族に寄り添うケアは可能」
>
> 【実習で到達できることとできないことの見極め】
> 「内診、分娩介助技術は10例やっても自信にはならない」
>
> 評価・評価票の効果 →

図4　助産実習の達成に関する自己評価
　　　学生のグループフォーカスインタビューから達成度の自己評価

了後に必ず、アセスメントと対応について学習をすることで学びを確実なものにすることが、臨床指導者および教員ともに必要なことである。

　分娩後には、事例アセスメントとケアの総括を言語化させ、分娩経過の個別的な理解を促進する。学生間の事例カンファレンスで討議が活発化し、学生相互の体験を共有できるようにする。

(4) 10例目

　可能な限り学生の主体性を尊重し、判断-予測-援助が学生によってできるようにかかわる。未経験の異常の対応は十分ではないので、指導者の指示のもとで、対応することになる。異常の対応については、分娩終了後に必ず、アセスメントと対応について繰り返して学習をすることで学びを確実なものにする。

　実習の最終的な段階になるので、学生自身のできた感覚を尊重する。10例に至るまでの学びが、学生自身に見えるように（可視化できるように）していくことが、学生の自信にもつながり、教育の効果の測定に役立つ。

2 学生の達成の自己評価

　学生自身は、実習プロセスを助産実習の達成の自己評価として、パター

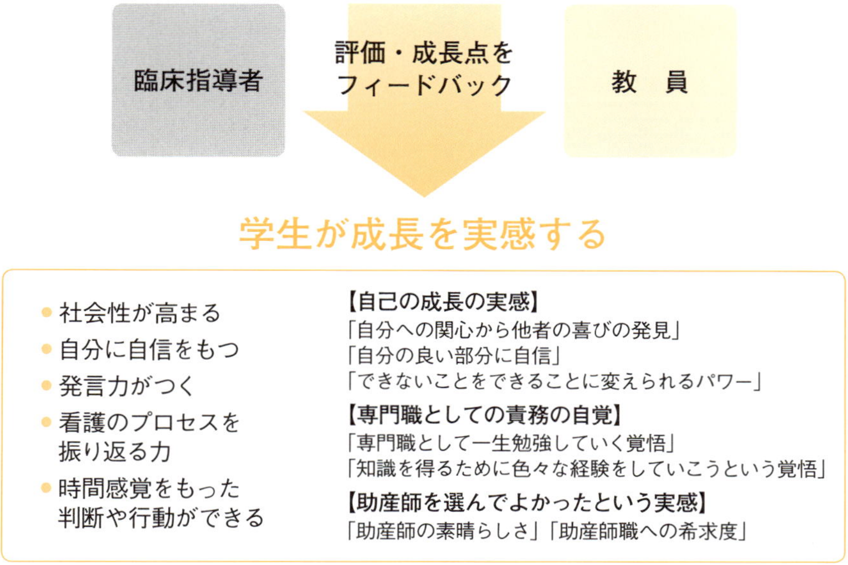

```
臨床指導者  →評価・成長点を  教　員
          フィードバック
```

学生が成長を実感する

- 社会性が高まる
- 自分に自信をもつ
- 発言力がつく
- 看護のプロセスを振り返る力
- 時間感覚をもった判断や行動ができる

【自己の成長の実感】
「自分への関心から他者の喜びの発見」
「自分の良い部分に自信」
「できないことをできることに変えられるパワー」

【専門職としての責務の自覚】
「専門職として一生勉強していく覚悟」
「知識を得るために色々な経験をしていこうという覚悟」

【助産師を選んでよかったという実感】
「助産師の素晴らしさ」「助産師職への希求度」

図5　実習中・実習後の学生の成長

ン化した実習⇒個別性を踏まえたケアの実践⇒予測とケアリングの手応え、と表現している（図4）。

　助産実習を通じて、分娩介助技術を含む産婦ケア能力とともに、実習中・実習後の学生の成長としては、①社会性が高まる、②発言力が身につく、③看護・助産のプロセスを振り返る力が身につく、④時間感覚をもった判断や行動ができる、⑤自分に自信をもてるようになる、という5つの力を成長の証しとみなすことになり（図5）、そのことが教員・指導者ともに実感できる学生の能力向上の表れであった。

2. 実習評価 —— 助産実践能力の習得状況の可視化

　前項の実習指導方法にも記載したが、学生の実習における成長を、学生自身、そして教育の成果として形に残していくことが重要であり、その書式として、評価票をポートフォリオとして活用していく方法を筆者らは開発した（新道・遠藤他 2010, 2011, 2012）。

1 評価票

評価票は、ICM Essential Competencies 能力（日本看護協会訳 2011）と連動し、筆者らの先行研究（丸山ら 2007）をもとに、独自に作成した評価票（助産実習評価票）を用いて、1 または 2 例目（以下 1 例目とする）、5 例目、8 例目、10 例目（最終事例）の 4 回の評価を実施した。評価票記載については、各施設で行っている分娩介助事例の振り返り評価の終了の後に、学生と指導者の二者に、学生用・指導者用調査票にそれぞれ記入を依頼した。

助産実習評価票の調査項目は、分娩介助に必要な能力 9 分類をそれぞれ「判断」「予測」「援助」に分けた 27 項目（巻末資料 3）と、助産師として求められる能力 8 分類（巻末資料 4）から構成されている。評価基準は、「ほぼ指導を受けずに実施できる：5」「自分から指導を受けて実施できる：4」「指導を受けて実施できる：3」「かなり指導を受けて実施できる：2」「全面的に指導を受けて実施できる（知識のみ）：1」の 5 段階評定で、記載所要時間は、20 〜 30 分程度である。

2 評価票を使用した結果

調査は、2009 年および 2010 年に行った 4 大学の助産学生と、その学生の分娩介助実習時の指導者の承諾が得られた 30 組である。収集データ数は、1 例目 30 組、5 例目 29 組、8 例目 30 組、10 例目 27 組であった。全データが揃っているのは、26 組であった。

結果は、表3 に示すように、分娩介助に必要な能力 9 項目のそれぞれの「判断」「予測」「援助」項目の計 27 項目と、表4 に示した能力 8 項目のそれぞれを算出した。統計学的分析は、SPSS 17.0 J for Windows を用いて、指導者と学生の比較には Bonferroni の多重比較、事例ごとの変化には t 検定、項目ごとの関連性については Pearson の相関分析を行った。また、統計分析の専門家の確認を受けた。有意水準は 5％未満とした。

その結果、分娩介助例数における助産実習評価平均点の推移は以下のようになった。

(1) 分娩介助に必要な能力

分娩介助に必要な能力の評価平均点を 表3 に示す。分娩介助に必要

表3 分娩介助に必要な能力：評価平均点

			1例目 n=30 平均±SD	1例目・ 5例目 差t検定	5例目 n=29 平均±SD	5例目・ 8例目 差t検定	8例目 n=30 平均±SD	8例目・ 10例目 差t検定	10例目 n=27 平均±SD
分娩の進行状態	判断	学生	1.7 ± 0.6	**	2.7 ± 0.6	**	3.5 ± 0.6		3.6 ± 0.5
		指導者	2.0 ± 0.6	**	3.1 ± 0.6		0.6 ± 0.5	**	3.9 ± 0.6
	予測	学生	1.9 ± 0.7	**	2.4 ± 0.7	**	3.3 ± 0.9		3.3 ± 0.7
		指導者	2.1 ± 0.8	**	3.1 ± 0.9		3.4 ± 0.6	*	3.7 ± 0.7
	援助	学生	1.7 ± 0.6	**	2.7 ± 0.6	**	3.7 ± 0.6		3.7 ± 0.6
		指導者	2.1 ± 0.8	**	3.1 0.6	**	3.6 ± 0.6		3.9 ± 0.6
分娩進行に影響する要因	判断	学生	1.7 ± 0.5	**	2.5 ± 0.6	**	3.3 ± 0.7		3.5 ± 0.6
		指導者	2.1 ± 0.7	**	2.9 ± 0.7		3.5 ± 0.6		3.8 ± 0.6
	予測	学生	1.9 ± 0.7	**	2.6 ± 0.7		3.5 ± 0.7		3.9 ± 0.6
		指導者	2.0 ± 0.7	**	2.6 ± 0.7		3.5 ± 0.6	*	3.9 ± 0.6
	援助	学生	1.9 ± 0.6	**	2.6 ± 0.6	**	3.4 ± 0.6	**	3.8 ± 0.6
		指導者	2.2 ± 0.7	**	3.0 ± 0.7	**	3.6 ± 0.6	**	4.0 ± 0.5
胎児の状態の判断	判断	学生	2.1 ± 0.8	**	2.9 ± 0.8	**	3.7 ± 0.6		4.0 ± 0.6
		指導者	2.4 ± 0.9	**	3.3 ± 0.9		3.9 ± 0.6		4.1 ± 0.6
	予測	学生	1.8 ± 0.8	**	2.4 ± 0.6	**	3.4 ± 0.7		3.7 ± 0.7
		指導者	2.0 ± 0.7	**	2.8 ± 0.7		3.5 ± 0.8		3.8 ± 0.7
	援助	学生	1.6 ± 0.6	**	2.3 ± 0.6	**	3.1 ± 0.8	*	3.4 ± 0.6
		指導者	1.7 ± 0.7	**	2.6 ± 0.6	**	3.3 ± 0.6		3.6 ± 0.7
分娩の準備	判断	学生	1.9 ± 0.8	**	2.8 ± 0.8	**	3.7 ± 0.7		3.8 ± 0.6
		指導者	2.3 ± 0.9	**	3.3 ± 0.7		3.8 ± 0.7		4.0 ± 0.6
	予測	学生	1.7 ± 0.7	**	2.1 ± 0.7	**	3.0 ± 0.8		3.4 ± 0.8
		指導者	1.9 ± 0.7	**	2.9 ± 0.9	*	3.4 ± 0.7		3.7 ± 0.7
	援助	学生	1.8 ± 0.8	**	2.1 ± 0.9	**	3.1 ± 1.0		3.4 ± 1.1
		指導者	1.8 ± 0.7	**	2.7 ± 1.0	*	3.3 ± 0.9		3.7 ± 0.8
児娩出のための手技	判断	学生	1.7 ± 0.6	**	2.7 ± 0.8	**	3.4 ± 0.8		3.7 ± 0.5
		指導者	1.7 ± 0.7	**	2.9 ± 0.8	*	3.3 ± 0.7	**	3.7 ± 0.8
	予測	学生	1.4 ± 0.4	**	2.2 ± 0.6	**	3.2 ± 0.7		3.6 ± 0.6
		指導者	1.5 ± 0.5	**	2.6 ± 1.0	**	3.3 ± 0.7		3.6 ± 0.7
	援助	学生	1.5 ± 0.5	**	2.3 ± 0.8	**	3.2 ± 0.7		3.4 ± 0.6
		指導者	1.7 ± 0.7	**	2.7 ± 0.9	**	3.3 ± 0.6		3.7 ± 0.7
胎盤の娩出	判断	学生	2.0 ± 1.0	**	2.7 ± 0.7	**	3.5 ± 0.7	*	3.9 ± 0.5
		指導者	2.2 ± 0.9	**	3.0 ± 0.9		3.6 ± 0.6	*	4.0 ± 0.6
	予測	学生	1.8 ± 0.8	**	2.5 ± 0.7	**	3.5 ± 0.8		3.8 ± 0.6
		指導者	2.0 ± 0.7	**	2.9 ± 0.8		3.5 ± 0.5	**	4.0 ± 0.5
	援助	学生	1.8 ± 0.9	**	2.3 ± 0.8	**	3.4 ± 1.1		3.5 ± 0.9
		指導者	2.0 ± 0.9	**	2.7 ± 0.7	**	3.5 ± 0.8		3.8 ± 0.7
分娩直後の母児の観察	判断	学生	1.8 ± 0.7	**	2.5 ± 0.7	**	3.5 ± 0.6	*	3.8 ± 0.6
		指導者	2.1 ± 0.7	**	2.8 ± 0.8		3.7 ± 0.6		3.9 ± 0.7
	予測	学生	1.8 ± 0.7	**	2.5 ± 0.7	**	3.5 ± 0.7		3.7 ± 0.7
		指導者	2.0 ± 0.8	**	2.8 ± 0.8	**	3.6 ± 0.7		3.8 ± 06
	援助	学生	1.7 ± 0.7	**	2.5 ± 0.7	**	3.5 ± 0.8	**	3.9 ± 0.6
		指導者	2.0 ± 0.6	**	2.8 ± 0.6	**	3.7 ± 0.6	**	4.1 ± 0.6
分娩後の異常と帰室判断	判断	学生	2.2 ± 0.9	**	3.0 ± 0.9	**	3.9 ± 0.7	*	4.1 ± 0.6
		指導者	2.5 ± 0.8	**	3.3 ± 0.8		4.0 ± 0.7		4.3 ± 0.5
	予測	学生	1.9 ± 0.9	**	2.6 ± 0.9	**	3.4 ± 0.8	**	4.0 ± 0.7
		指導者	2.1 ± 0.8	**	2.9 ± 0.9		3.5 ± 0.7		3.8 ± 0.7
	援助	学生	2.0 ± 0.7	**	2.7 ± 0.6	**	3.7 ± 0.7	**	4.1 ± 0.5
		指導者	2.4 ± 0.7	**	3.3 ± 0.8	**	4.0 ± 0.6		4.3 ± 0.7
新生児の状態把握	判断	学生	1.8 ± 0.9	**	2.3 ± 0.9	**	3.5 ± 0.8	*	3.9 ± 0.8
		指導者	2.1 ± 0.9	**	2.7 ± 0.7		3.7 ± 0.6	*	4.1 ± 0.6
	予測	学生	1.7 ± 1.0	**	2.5 ± 1.0	**	3.6 ± 0.7		3.7 ± 0.8
		指導者	1.9 ± 0.9	**	2.7 ± 0.9	**	3.7 ± 0.6		3.9 ± 0.8
	援助	学生	1.5 ± 0.6	**	2.2 ± 0.9	**	3.5 ± 0.8		3.7 ± 0.8
		指導者	2.0 ± 0.8	**	2.8 ± 0.8	**	3.8 ± 0.6		4.0 ± 0.8

t検定　*P<0.05,**P<0.01

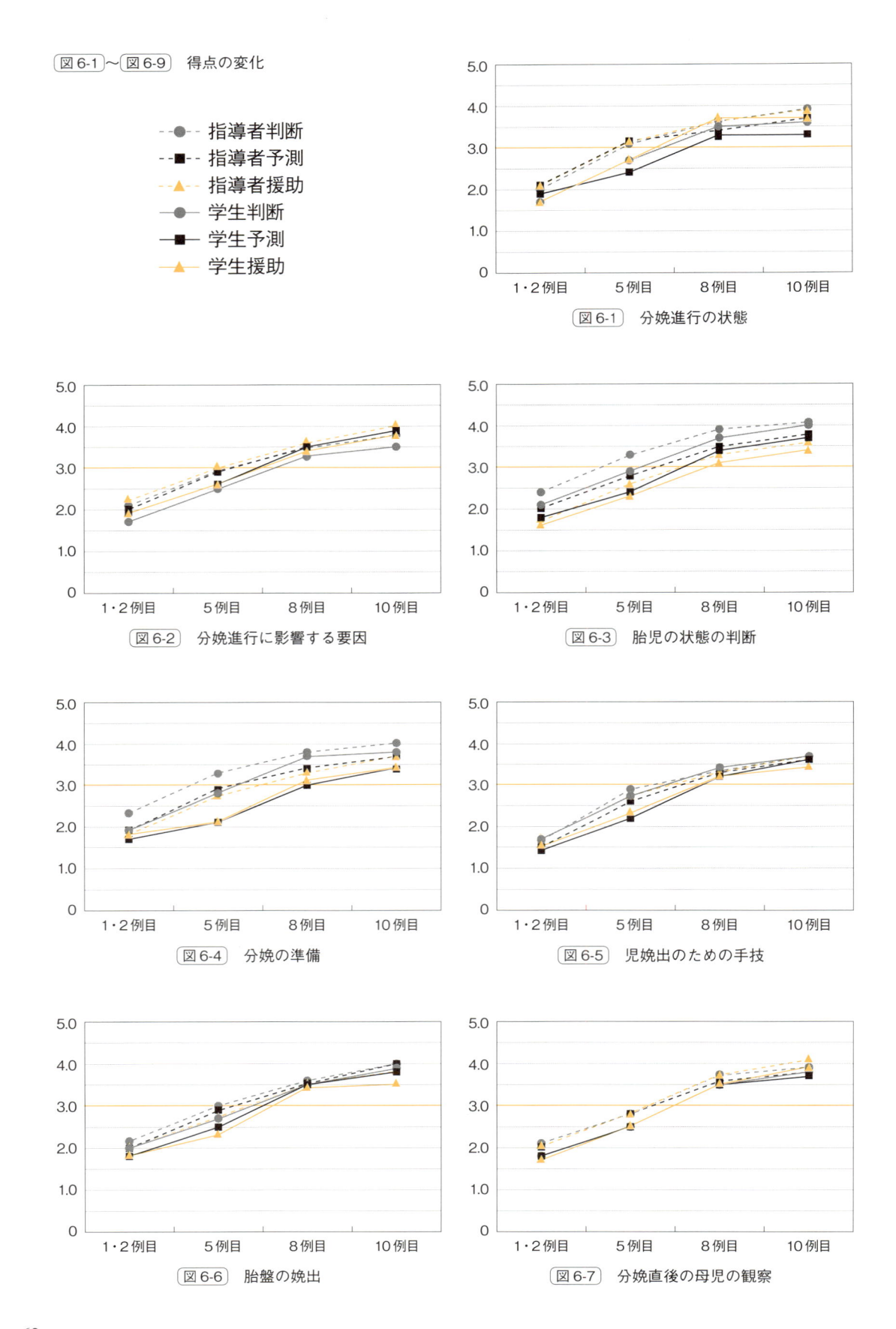

図 6-1 〜 図 6-9　得点の変化

- ●--　指導者判断
- ■--　指導者予測
- ▲--　指導者援助
- ●―　学生判断
- ■―　学生予測
- ▲―　学生援助

図 6-1　分娩進行の状態

図 6-2　分娩進行に影響する要因

図 6-3　胎児の状態の判断

図 6-4　分娩の準備

図 6-5　児娩出のための手技

図 6-6　胎盤の娩出

図 6-7　分娩直後の母児の観察

図6-8 分娩後の異常と帰室判断

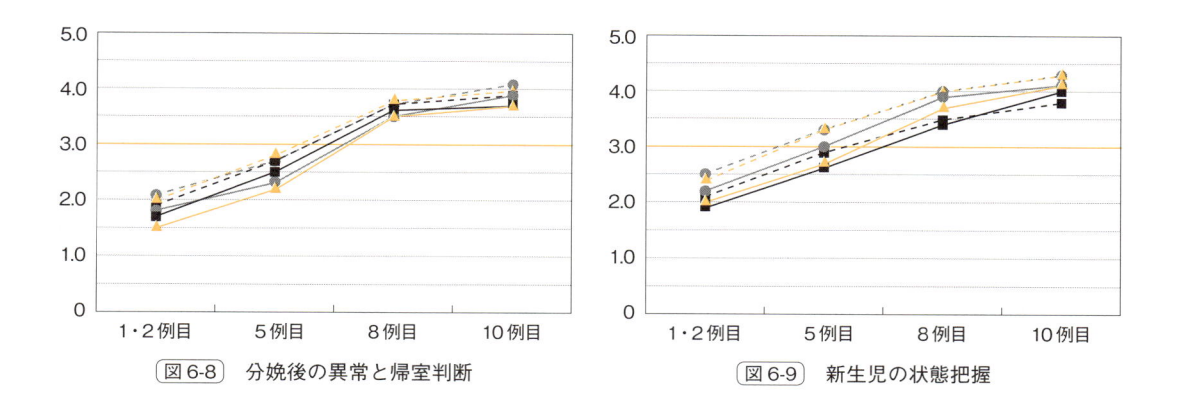

図6-9 新生児の状態把握

な9項目は、図6-1〜図6-9に示した。1例目と5例目では、学生・指導者ともに27項目すべてで有意な差が認められた。5例目と8例目では、学生は27項目すべてで、指導者は「分娩の進行状態の判断（予測）」を除いた26項目で有意な差が認められた。8例目と10例目では、学生は10項目で、指導者は9項目で有意な差が認められた。また、1例目と8例目、1例目と10例目、5例目と10例目では、学生・指導者ともにすべての項目で有意な差が認められた。

(2)「判断」「援助」「予測」項目の関係

表5にみられるように、例数ごとの「判断」「予測」「援助」の学生の評価平均点は、同例数において、「判断」「予測」「援助」それぞれと有意に相関していた（Pearsonの相関係数、$P<0.01$）。

(3) 助産師として求められる能力

助産師として求められる能力の評価平均点を表4に示す。8項目のそれぞれの得点は、図7-1〜図7-8に示した。

1例目と5例目では、学生は「倫理観」を除く7項目で、指導者は8項目すべてで有意な差が認められた。

5例目と8例目では、学生・指導者ともに8項目すべてで有意な差が認められた。8例目と10例目では、学生は3項目、指導者は「安楽／心地よさ」の1項目で有意な差が認められた。また、1例目と8例目、1例目と10例目、5例目と10例目では、学生・指導者ともに、すべての項目で有意な差が認められた。

第3章　実習教育　63

表4　助産師として求められる能力：評価平均点

		1例目 n=30 平均±SD	1例目・ 5例目 差t検定	5例目 n=29 平均±SD	5例目・ 8例目 差t検定	8例目 n=30 平均±SD	8例目・ 10例目 差t検定	10例目 n=27 平均±SD
助産計画	学生	1.9 ± 0.7	**	2.6 ± 0.6	**	3.6 ± 0.7		3.8 ± 0.4
	指導者	2.3 ± 0.9	**	3.1 ± 0.8	**	3.7 ± 0.6		4.0 ± 0.7
安楽／心地 よさ	学生	2.4 ± 0.8	*	2.9 ± 0.6	**	3.8 ± 0.6	*	4.1 ± 0.6
	指導者	2.8 ± 0.8	**	3.4 ± 0.8	**	4.0 ± 0.6	**	4.4 ± 0.5
産婦・家族 との関係性	学生	2.2 ± 0.9	*	2.7 ± 0.7	**	3.7 ± 0.6		3.9 ± 0.6
	指導者	2.6 ± 08	**	3.3 ± 0.8	**	3.9 ± 0.7		4.1 ± 0.6
倫理観	学生	2.5 ± 1.1		3.0 ± 0.9	*	3.6 ± 0.8		4.0 ± 0.6
	指導者	2.3 ± 0.9	**	3.1 ± 0.8	**	3.9 ± 0.7		4.1 ± 0.9
責務	学生	2.0 ± 0.8	**	2.8 ± 0.8	**	3.6 ± 0.7	*	4.0 ± 0.6
	指導者	2.2 ± 0.7	**	3.1 ± 0.7	**	3.7 ± 0.7		4.1 ± 0.7
母子関係・ 家族形成への支援	学生	1.9 ± 0.8	**	2.6 ± 0.7	**	3.6 ± 0.6	**	3.9 ± 0.6
	指導者	2.2 ± 0.9	**	3.2 ± 0.7	**	3.9 ± 0.6		4.0 ± 0.6
臨床スタッフや 他職種との連携	学生	2.2 ± 0.8	*	2.7 ± 0.8	**	3.5 ± 0.5		3.8 ± 0.8
	指導者	2.6 ± 0.8	**	3.2 ± 0.9	**	3.8 ± 0.7		4.0 ± 0.9
意思決定 支援	学生	1.9 ± 0.9	**	2.7 ± 0.8	**	3.7 ± 0.8		4.0 ± 0.9
	指導者	2.4 ± 1.0	**	3.1 ± 0.7	**	3.9 ± 0.6		4.0 ± 0.8

t検定　*P<0.05,**P<0.01

表5　学生評価「判断」「予測」「援助」項目平均点の関連

	1例予測	1例援助	5例予測	5例援助	8例予測	8例援助	10例予測	10例援助
1例判断	0.734**	0.603**						
1例予測		0.571**						
5例判断			0.558**	0.465**				
5例予測				0.540**				
8例判断					0.634**	0.590**		
8例予測						0.606**		
10例判断							0.572**	0.523**
10例予測								0.518**

数値はPearsonの相関係数　*：P<0.05　**：P<0.01

3 学生・指導者間の助産実習評価の違い

　学生評価平均点は、表3・表4、図6・図7にみられるように、ほとんどの項目で指導者評価平均点より低かった。学生と指導者による評価平均点の差（Bonferroni型多重比較、各例数n=26）は、5例目の「分娩の準備（予測）」1項目で有意な差がみられた（P<0.01）が、他の項目では有意な差は認められなかった。

― ● ― 指導者　― ■ ― 学生

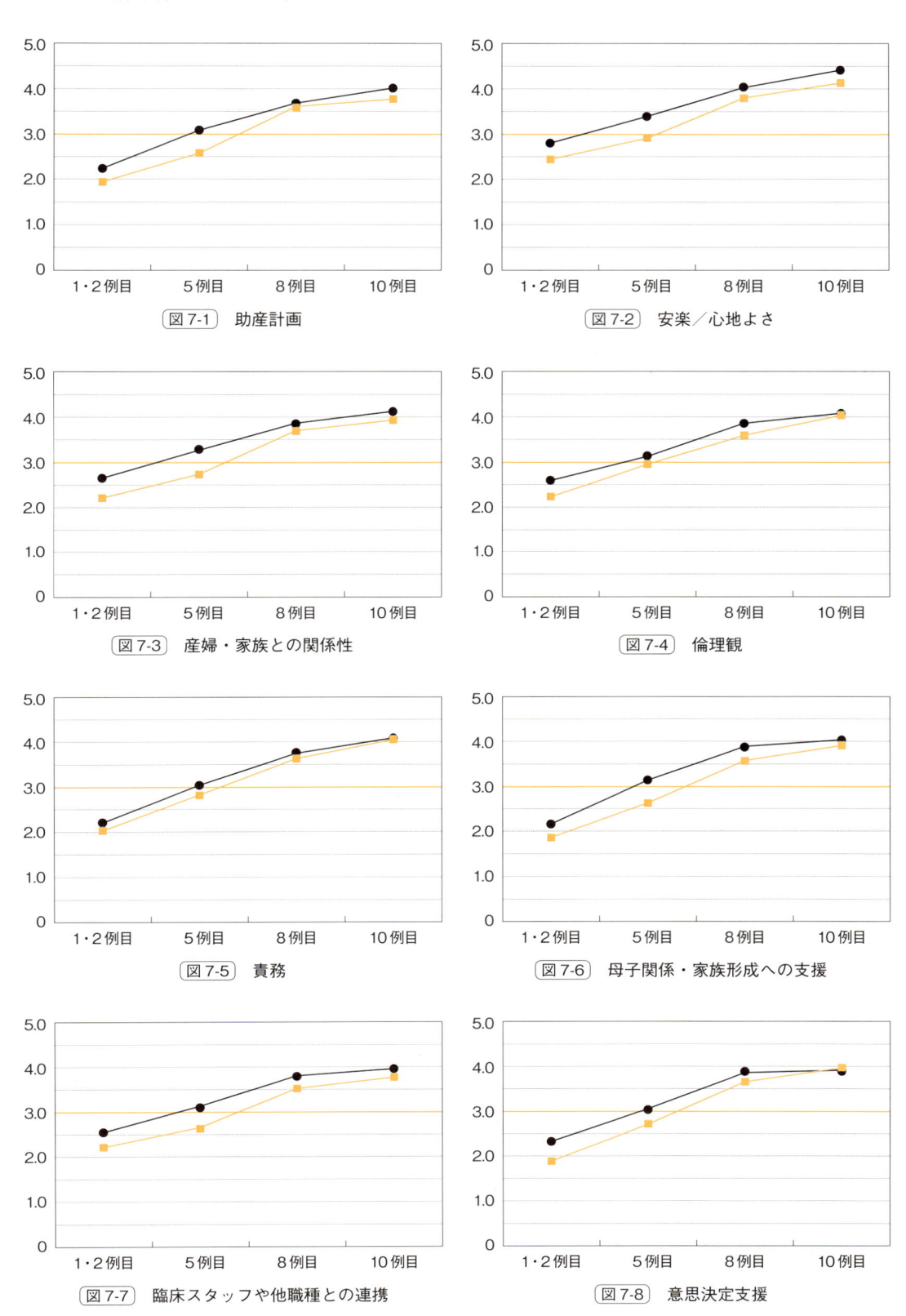

図 7-1　助産計画

図 7-2　安楽／心地よさ

図 7-3　産婦・家族との関係性

図 7-4　倫理観

図 7-5　責務

図 7-6　母子関係・家族形成への支援

図 7-7　臨床スタッフや他職種との連携

図 7-8　意思決定支援

第 3 章　実習教育　65

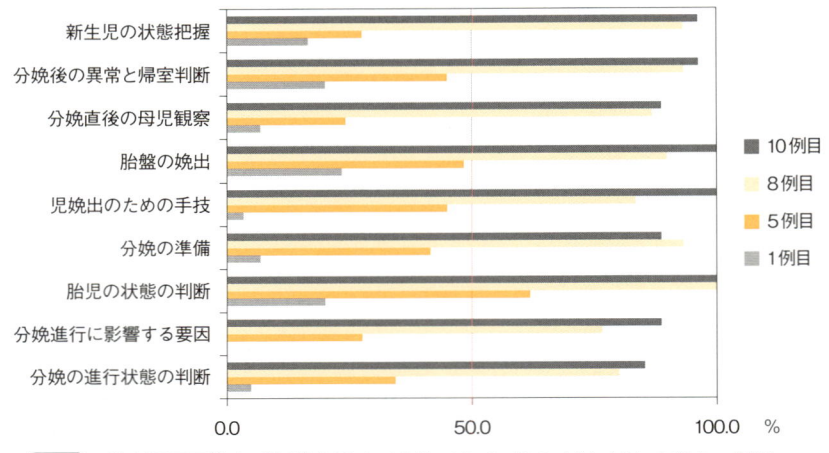

[図8] 学生評価平均点「指導を受けて実施できる（3.0点）」以上の割合：判断

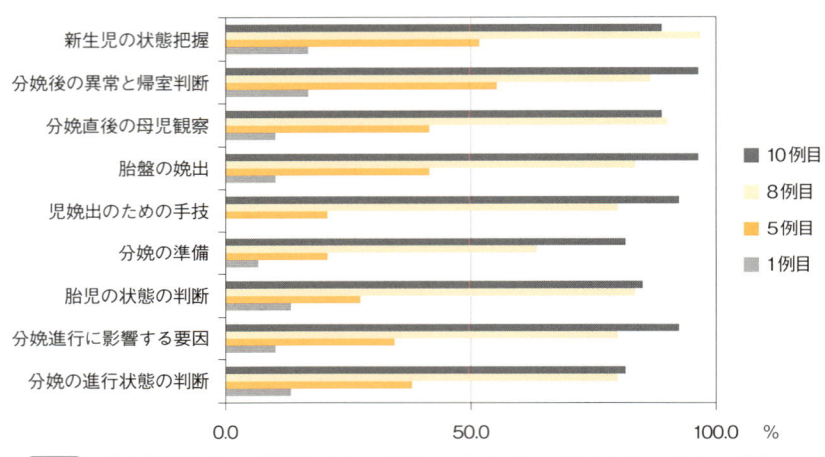

[図9] 学生評価平均点「指導を受けて実施できる（3.0点）」以上の割合：予測

4 学生評価平均点「指導を受けて実施できる(3.0点)」到達例数

(1) 分娩介助に必要な能力

[図8]〜[図10]に示す通り、「指導を受けて実施できる（3.0点）」以上の割合が50％以上の項目は、1例目ではなかったが、5例目では、「胎児の状態の判断（判断）」「分娩後の異常と帰室判断（予測）」「新生児の状態把握（予測）」の3項目であり、8例目と10例目は、すべての項目であった。

図10 学生評価平均点「指導を受けて実施できる（3.0点）」以上の割合：援助

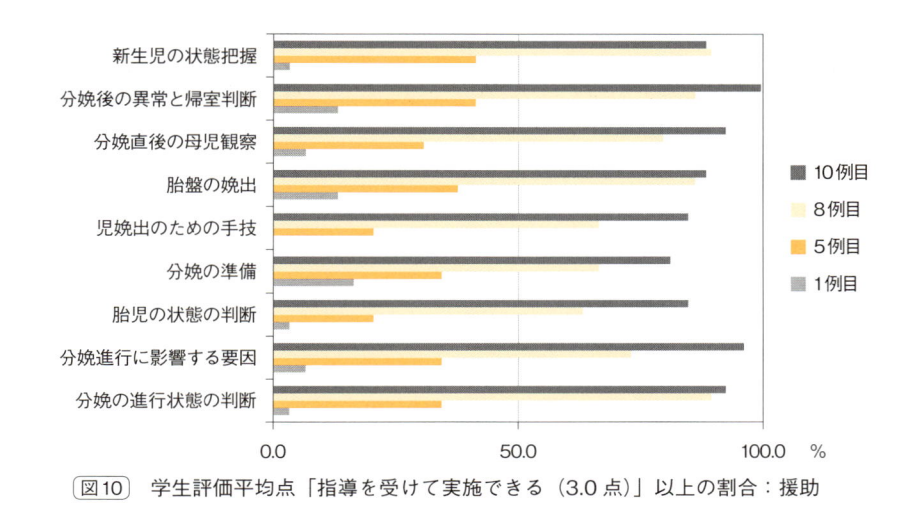

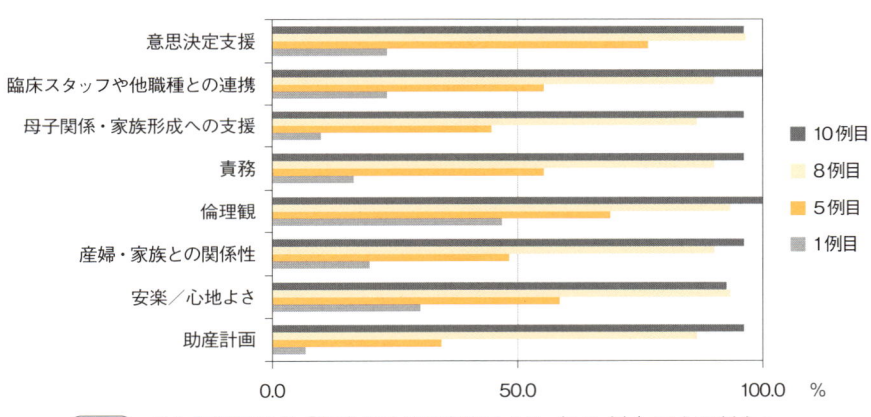

図11 学生評価平均点「指導を受けて実施できる（3.0点）」以上の割合：助産師として求められる能力

（2） 助産師として求められる能力

図11 に示す通り、「指導を受けて実施できる（3.0点）」以上の割合が50％以上の項目は、1例目ではなかったが、5例目では、「安楽／心地よさ」「倫理観」「責務」「臨床スタッフや他職種との連携」「意思決定支援」の6項目であり、8例目と10例目は、すべての項目であった。

3. 評価票からみえた助産学生の学習成果の到達点

1 分娩件数の有効性

　評価票の調査からみえたことは、学生と指導者評価からみた学生の習得状況として、佐藤ら（2003）が技術の習得には繰り返しの実践の積み重ねが重要であると述べているように、分娩介助実習項目の習得には量的経験が必要であるといえる。一方、小山ら（1993）は、分娩介助6回までは確実に評価を上げるが、それを過ぎるとあまり上昇は期待できないと報告している。本研究結果でも同様に、8例で習得できる項目と10例になっても習得できない項目があることが明らかとなり、到達度が8例目以降落ち着いており、評価平均点が上がってはいるものの、分娩介助前半ほどの評価平均点の上昇はみられなかった。したがって、卒業後の分娩介助経験が助産実践能力習得には必要であり、重要であると考える。堀内（2007）の、判断・予測・看護過程の展開についての報告では、8例目の経験で達成され、分娩介助技術については10例目でも困難であることを示しており、本研究結果もこれと同様の状況であった。
　本研究結果においても、10例目でさえ習得が困難な項目の1つである児娩出のための手技は、学内での練習を重ねてはいるものの、1例1例の経過が異なる産婦への手技となり、助産実習の場で初めて実際に行う技術であるため、習得が難しい項目であることが明らかになった。

2 何を学ぶか・教えるか——判断の重要性

　さらに、判断・予測・援助の項目別にみると、「判断」に比べ、「予測」「援助」の順で習得状況が低くなっており、「予測」「援助」項目の習得は経験事例を要することが示唆された。これは、刻々と変化する産婦や胎児を前に、「予測」や「援助」を限られた時間の中で変化する対象に合わせて実施する必要があり、経験の少ない学生にとって習得が困難であることが推測される。久米ら（1989）は、分娩の経過を把握し、分娩状態の予測ができるという項目が十分ではなかったと報告しており、本研究結果と同様である。しかし、「判断」項目が高かったことは分娩介助実習までの基礎教育での教育が効を奏していると考えられる。また、比較的早期から習得できていた、助産師として求められる能力項目にある、安楽／心地よさ・倫理

観・意思決定支援は、助産実習前に履修している実習が効を奏し、学生の能力習得に結びついているといえる。これらのことより、量的経験により習得するといえる項目があることから、学生時代の基礎教育の中で習得できる項目と、卒後に習得していくべき項目が明らかになった。また、同例数の「判断」「予測」「援助」の各項目に相関がみられ、互いに関連しあっていた。このことから、3項目の中で習得が早いといえる「判断」力が基礎となり、「予測」と「援助」項目の習得につながり、基礎教育での「判断」力習得への教育が重要であることがわかる。

3 学生の評価の信頼度

学生・指導者間の評価得点の推移はほぼ同じであり、学生と指導者の評価が類似している結果は、菊地ら（2008）のそれと同様であった。これは、分娩介助ごとの「振り返り」という評価面接の効果が大きいことが推測された。ポートフォリオを評価票として活用するならば、状況が整えば指導者評価を入れることはさらに良い方法であるが、学生の学び中心でも十分に活用できる。

4 習得の状況を踏まえた指導

常盤ら（2002）は、実習時期別における実習課題を考慮した教育について、助産実習初期（技術の基礎）、助産実習中期（技術の探求）、助産実習後期（技術の創造）に区分した教育方法を示唆しており、また堀内ら（2007）は、分娩介助技術習得のプロセスを明らかにし、指導者がこのプロセスを知ることで学生への過剰な期待は避けられ、学生は過剰な期待に伴うプレッシャーから解放されると述べている。これらのことからも、単に事例ごとの習得目標を設定するのではなく、項目により習得段階が異なることを指導者・教員が認識することが必要であり、各学生の習得段階に応じた個別的な指導と、習得時期が遅い項目への適切なサポートが求められる。

以上のことから、学生への過剰な期待を避け、学生が個々の能力を発揮できるようにすることで、限られた期間の助産実習において助産実践能力の習得が可能になる。

前述の通り、「予測」「援助」項目の習得には、より多くの経験事例を要することが示唆された。助産実習現場で初めて実際に行う技術である

がゆえ、刻々と変化する産婦や胎児を前に、変化する対象に合わせて行う「予測」や「援助」は、学生にとって習得が困難な項目であると推測される。取り扱う分娩ごとに事例の特殊性が存在し、分娩介助には臨床判断と実践能力の複雑なプロセスが絡んでいることから、助産実践能力評価項目にも、臨床判断と実践能力を評価できるものが必要である。基礎教育では、「判断」と「助産師として求められる能力」が必須の項目であり、具体的な援助は卒業後に臨床の場で習得していくことを踏まえた教育方法の検討が必要である。さらに、卒業後の新人研修の場で、助産実践能力の研鑽を積むことが望まれる。

5 可視化

例数ごとの評価を蓄積して可視化するには、ITを駆使して自他ともにわかりやすくすることが必要で、そのことにより自信や評価につなげることができる。IT環境が格段に向上した現在、IT環境は取り込みやすい状況になっている。詳細については第4章を参考にしていただきたい。

まとめ

学生は、1例目と5例目、5例目から8例目では有意に助産実践能力習得がみられ、8例目以降は変化が大きくないこと、また、早い例数で習得できる項目と、10例経っても習得できない項目が明らかになった。2期の経過予測と分娩介助技術は、到底、十分満足するものにはならなかった。しかし、助産師として求められる能力項目である、安楽／心地よさ・倫理観・意思決定支援は、比較的早期から習得できていた。さらに、学生と指導者の評価に差がないことから、分娩介助ごとの「振り返り」という評価面接の効果が大きいことが推測された。

同例数の「判断」「予測」「援助」項目それぞれに強い相関が認められたことから、習得が早い「判断」能力の習得を強化すると、次の「予測」と「援助」能力も、限られた時間の中で習得を促進できる可能性が示唆された。学生の助産実践能力習得には段階があることから、基礎教育として育てる能力と、卒業後に臨床の場で習得していく能力を踏まえた教育方法の検討が必要である。

4. 今後に向けて

　近年、助産師教育は、分娩数の減少に伴う分娩介助例数の確保が困難であることや、分娩施設の閉鎖に伴う実習施設減少という、周産期を取り巻く社会情勢の影響を受けている。また、最近の臨地実習には、在院日数の短縮、プライバシーの保護、個人情報保護法、患者ニーズの多様化により、実習を行ううえでの難しさが加わる。加えて、わが国の特徴ともいえる、年間200～300件という分娩可能施設が多数分散しているために、1カ所当たりの助産学生受け入れ人数は2、3名が限度ということから、結果的に遠隔地での実習となるためにタイムリーな指導が困難になる。このような状況ではあるが、助産師教育において分娩介助実習が重視されていることは明らかであり、助産師教育を担う者は、学生に基礎的な助産ケア能力を習得させる責務がある。

　これまでの助産師基礎教育では、技術を習得することに重きが置かれていたのではないか。また、これまでの評価票は、判断・予測・援助という助産実践に必要な一連の過程を明確に踏まえたものではなく、行動レベルの評価が多かった。

　しかし、近年の助産実習を取り巻く厳しい状況から、限られた時間と環境の中で、基礎教育で最低限保証すべき能力を見直す必要があり、基礎教育では技術習得重視の実習ではなく、それを判断する能力の習得も重要である。

　青柳ら（2007）は、各教育機関によって卒業時の学習到達度にばらつきがみられるため、基礎教育からの継続したキャリア発達教育システムづくりは複雑になっており、助産師基礎教育卒業時の達成目標を明確にし、各教育機関が一定レベルを保つことが必要であると述べている。基礎教育から継続したキャリア発達教育のためにも、各教育機関が助産師教育における最低限の教育の質を保証しなければならない。そこで、評価票を用いたポートフォリオを、実習における学習成果を学生ならびに教員・臨床指導者ともに学びの確認をしていける方法として活用を勧めたい。

文 献

青柳優子，石村由利子，大槻優子（2007）日本における助産師のキャリアの発達に関する文献レビュー．順天堂大学医療看護学部医療看護研究．3（1），69-74．

堀内成子（2007）看護基礎教育における助産師教育のカリキュラム．保健の科学．49（9），593-600．

堀内寛子，服部律子，谷口通英他（2007）本学学生の分娩介助技術習得のプロセスとそれに応じた臨床指導のありよう．岐阜県立看護大学紀要，2007，7（2），9-17．

菊地圭子，遠藤恵子，西脇美春（2008）助産学実習における助産診断・技術の到達度と自己評価能力．山形保健医療研究，11，83-92．

小山都余子，吉田谷弘，安澤菊江他（1993）分娩介助実習における10例の妥当性の検討（第1報）――技術チェックリスト評価表にみる技術面の習得状況．母性衛生，34（2），205-213．

厚生労働省（2010）看護教育の内容と方法に関する検討会　第一次報告．15-16．

久米美代子，常盤洋子，松村恵子（1989）助産婦学校における5年間の分娩介助実習の実施結果［1］チェックリストを使用した分娩介助実習展開の結果．看護教育．30（13），829-837．

丸山和美，遠藤俊子，小林康江（2007）助産学生の分娩介助実習語の到達度、山梨看護学会誌，5（2），31-37．

大滝千文，遠藤俊子，竹明美（2012）助産学実習における助産自薦能力の修得に関する研究，母性衛生，53（2），337-348．

佐藤喜根子，佐藤祥子，佐藤理恵（2003）助産師学生の卒業時の学習到達度調査―学生と臨床助産師の評価―．東北大学医短部紀要，12（1），11-20．

新道幸惠，遠藤俊子他（2010）看護系大学学士課程学生に有用な産婦ケア（分娩介助を含む）の教育方法の開発（研究課題番号21249094），文部科学研究補助金（基盤研究A）平成22年度成果報告書，13-33．

新道幸惠，遠藤俊子他（2011）看護系大学学士課程学生に有用な産婦ケア（分娩介助を含む）の教育方法の開発（研究課題番号21249094），文部科学研究補助金（基盤研究A）平成22年度成果報告書，13-29．

新道幸惠，遠藤俊子他（2012）看護系大学学士課程学生に有用な産婦ケア（分娩介助を含む）の教育方法の開発（研究課題番号21249094），文部科学研究補助金（基盤研究A）成果報告書，1240，51-82．

常盤洋子，今関節子（2002）4年生大学における分娩介助実習の効果的な教授法の検討　実習状況および実習到達度の分析から．助産婦雑誌．56（6），507-513．

吉田祐子，石村美由紀，佐藤香代（2007）学士課程における助産実習の技術到達度目標基準――分娩介助技術・健康教育の実習到達評価記録からの分析．福岡県立大学看護学研究紀要，4（2），54-63．

第4章

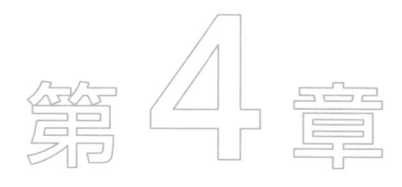

評価票の電子化と活用方法

1. 助産実習への電子評価票の利用
2. 電子評価票の利用の実際
3. 電子評価票導入の準備
4. 電子評価票を使用しての感想
5. まとめ

1. 助産実習への電子評価票の利用

1 京都のある大学の助産実習の現状

　京都のある大学の助産実習は、4年生の6月から7月の2カ月間に行われる。実習期間は2カ月の予定だが、学生1人につき分娩介助規定事例数である10例に到達しない場合は期間の延長もある。助産実習の履修定員は、看護学部の学年定員の1割程度である。年度により、履修人数に数名の差があるが、8名程度が履修する。各施設2〜3名の学生と日々の担当教員1名を配置し、実習を行う。

　学生が分娩介助を行う事例では、原則として産婦入院から退院までを受け持ち、必要な健康診査および保健指導を行う。学生が受け持つ産婦の分娩が長時間に及ぶ場合も、分娩進行に応じて学生は適宜休息を取りながら産婦に付き添い、分娩を介助する。また、学生が分娩介助を行った事例では、分娩だけでなく産褥期の看護と、新生児の看護も行う。助産実習では、分娩介助が優先にはなるが、分娩介助事例では母子を退院まで受け持つことが原則となっている。さらに、妊娠期からの継続受け持ち事例もある。実習期間中に分娩予定日の妊婦を受け持ち、外来で数回の保健指導を行い、その後、陣痛や破水入院後も継続して受け持ち、分娩介助を行う。分娩介助事例の方が産後の1カ月健診で来院された場合も、実習期間中であれば外来で保健指導を行い、継続した実習を行っている。

　実習施設は、3つの病院を使用しているが、それらは大学から遠方にある病院である（図1）。施設Aは、特急を利用して大学から片道3時間、施設Bは、同じく片道1.5時間、施設Cは、普通電車で大学から片道40分ほどかかる。3施設とも大学から遠方にあり、とくにA、Bの2施設は特急を利用しなければならない距離にある。

　実習は、土日を含む24時間体制で行っている。そのため、施設ごとに学生の実習シフト（休日や夜間待機等）を決めて実習を行っている。どの施設も遠方にあるため、実習期間中は病院の看護師寮をお借りし、学生は寮から実習施設へ通う。夜間の分娩入院など夜間の実習もあるため、学生の夜間待機シフトを決め、学生は実習施設内の宿直室をお借りし病院内で待機する。また、長時間に及ぶ分娩介助になった場合も宿直室をお借りし、学生は分娩の進行状況に合わせて休憩を取る。各施設での担当教員が決まっており、教員も看護師寮をお借りし寮から実習施設へ通

図1　助産実習施設の所在

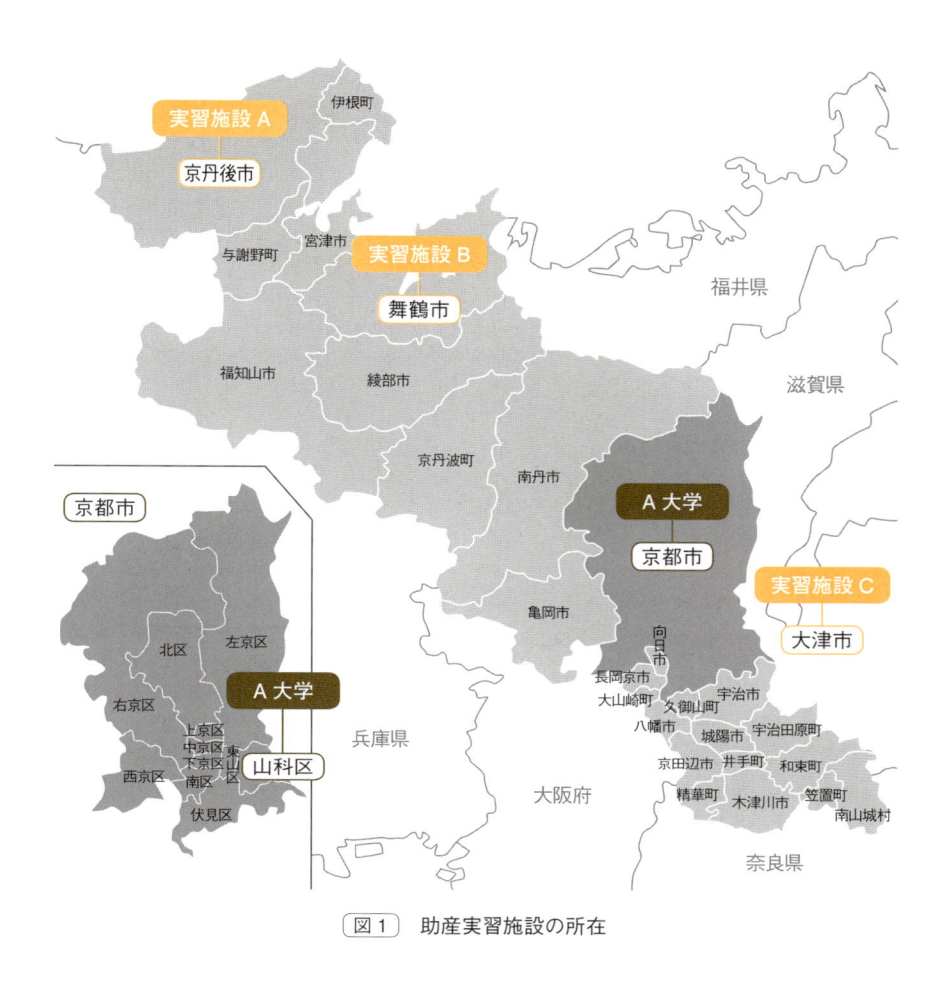

う。学生の分娩介助例数や到達状況により、教員も夜間の分娩に学生指導のために立ち会うことがある。

　教員が病院に不在の場合、学生から教員への連絡・相談は、教員の実習用PHSに24時間行っている。したがって、助産実習中は、教員はPHSを離すことができないことになる。

2 助産実習の課題

　大学から遠方の施設を複数利用し、さらに土日を含む24時間体制での実習のため、教員の指導体制に限界が生じた。教員の帰学日や休日により、学生が提出した記録や分娩介助評価票をすぐに確認できないこともあった。また、担当教員がそれぞれ遠方の施設に指導に行くため、担当施設以外の学生の状況（実習到達度や教員からの指導内容）がみえにくく、他施設学生の実習目標到達状況を把握しにくいこともあった。それゆ

第4章　評価票の電子化と活用方法　75

え、教員同士で情報交換や情報共有を行うも、各学生の実習内容や実習目標到達状況はやはりみえにくかった。学生も、同じ施設の学生以外の状況を共有しにくく、また夜間実習等のシフトがあることや、実習施設から大学まで帰ると時間とお金がかかるため、学生が帰学する機会は限られていた。教員は、夜間等の交通機関のない時間帯の移動が難しいため、教員も病院や寮に泊まることが多く、頻回に帰学することは難しかった。そして、分娩介助待機があるため、実習病院から遠方にある大学に教員・学生共に全員が集合することは、予定された日程以外では難しかった。

以上のように、学生から教員へ提出された分娩介助評価票の指導時間・場所に制約があること、担当施設以外の学生の到達状況がみえにくいという大きな課題が浮き彫りになった。分娩介助の進捗状況は教員同士の連絡で把握することができたが、担当学生以外の実習目標到達状況や指導内容を具体的に知ることは難しく、それが大きな課題であったといえる。

3 電子評価票の導入目的

電子評価票を導入した最大の理由は、空間や時間の制限を越えていつでもどこでも教育支援が可能な点にある。主に、分娩介助評価票の指導にあたっての空間と時間の制限をなくす目的で導入した。学生は24時間いつでも評価票の入力が可能であり、教員はいつでもどこでも学生からの評価票を閲覧し、指導することが可能となる。学生が提出した評価票を、指導後すぐに学生に返却できる。また、大学から遠方の実習施設であっても、空間や時間の制限を受けずに指導を行うことができるようになったことは、指導上とても大きな効果をもたらした。

さらに、電子評価票を導入することによってグラフや表を使用し、学生に可視的な到達状況を示すことが可能となった。学生が電子評価票に入力することにより、学生からの評価票の点数をすぐにグラフ化することができ、短時間で可視的なフィードバックが可能である。電子評価票を導入する前は、教員が学生から提出された評価票を後日エクセルに入力し、グラフ化していた。それゆえ、学生から提出された評価票の得点を入力するまでに時間がかかっていた。その点、電子評価票になると、学生が評価を入力した時点でエクセルに入力されるため、教員はエクセルに入力されたデータをすぐにグラフ化することができ、さらに電子ファイルですぐに学生に返却することができる。

さらなるメリットとして、複数の教員が、学生への支援を共有するこ

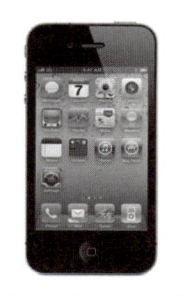

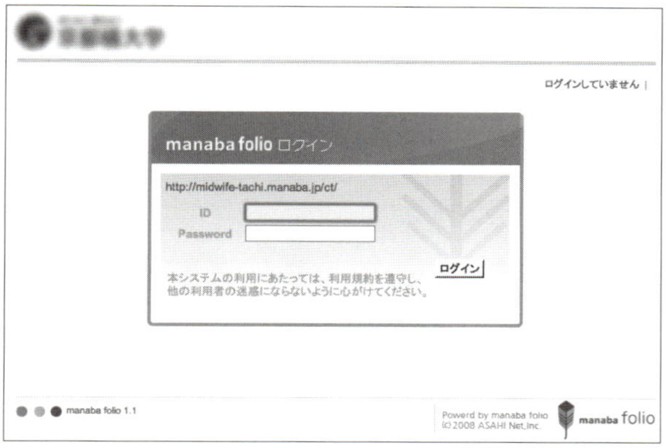

スマートフォンから
の入力も可能

IDとパスワードを入力しログインする。パソコンだけでなく、スマートフォンからのログイン、入力も可能。

図2　ログイン画面

　とが可能となるため、他施設の教員の指導内容を確認することができ、学生への指導が共有できることになる。教員は、担当する学生以外とのやりとりも可能になり、学生にとっては、他施設の担当教員から指導を受ける機会が増えるというメリットももたらされる。

　また、複数の施設の学生の実習状況の共有が可能になる。閲覧制限をつけながら、教員は担当する施設以外の学生の状況を共有でき、学生は学生同士で実習進捗状況を共有することが可能である。閲覧制限ができるため、個人情報を守りつつ、学生は他施設学生とコミュニケーションをとることができる。これまでは、教員は担当する施設以外の学生への指導内容がみえにくいという現実があったが、電子評価票を導入することで、他施設の教員が指導した内容を閲覧することができるようになり、その結果、教育内容の共有が可能となったのである。

2. 電子評価票の利用の実際

1 電子評価票

　インターネットでmanaba folioサイト（https://midwife-tachi.manaba.jp/）にアクセスし、ログイン画面を表示する。この実習では、学生と教員が電子評価票を使用する。

　図2のログイン画面は、学生・教員の共有画面である。ID作成時に、

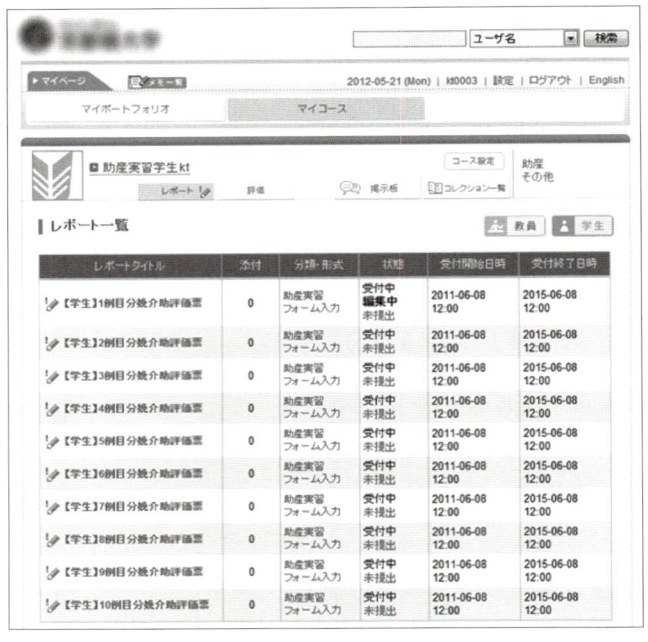

ログインすると、分娩介助10例分の評価票があらわれる。
学生は、分娩介助した例数の評価票に入力し提出する。

図3　分娩介助評価票

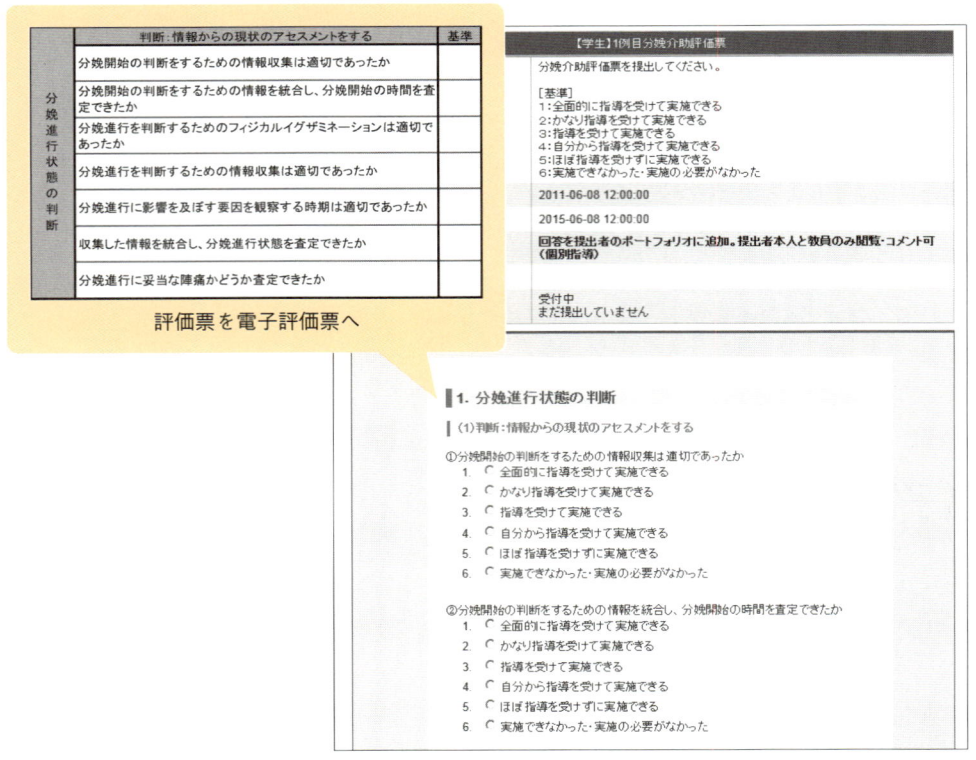

紙媒体の評価票の内容を電子評価票へ入力している。評価をする際に到達度該当項目をクリックするだけで、評価結果の入力ができる。

図4　評価票を電子評価票へ

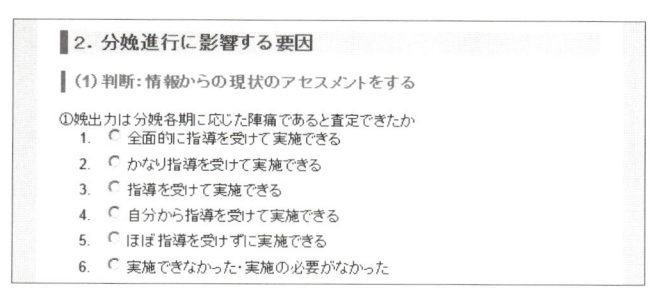

> **2. 分娩進行に影響する要因**
>
> (1) 判断：情報からの現状のアセスメントをする
>
> ①娩出力は分娩各期に応じた陣痛であると査定できたか
> 1. ○ 全面的に指導を受けて実施できる
> 2. ○ かなり指導を受けて実施できる
> 3. ○ 指導を受けて実施できる
> 4. ○ 自分から指導を受けて実施できる
> 5. ○ ほぼ指導を受けずに実施できる
> 6. ○ 実施できなかった・実施の必要がなかった

評価項目の1から6の到達度を1つクリックする。入力漏れがあると、評価票を提出することができない。評価漏れがありながらの提出を防ぐことができる。

図5　評価票を電子評価票へ

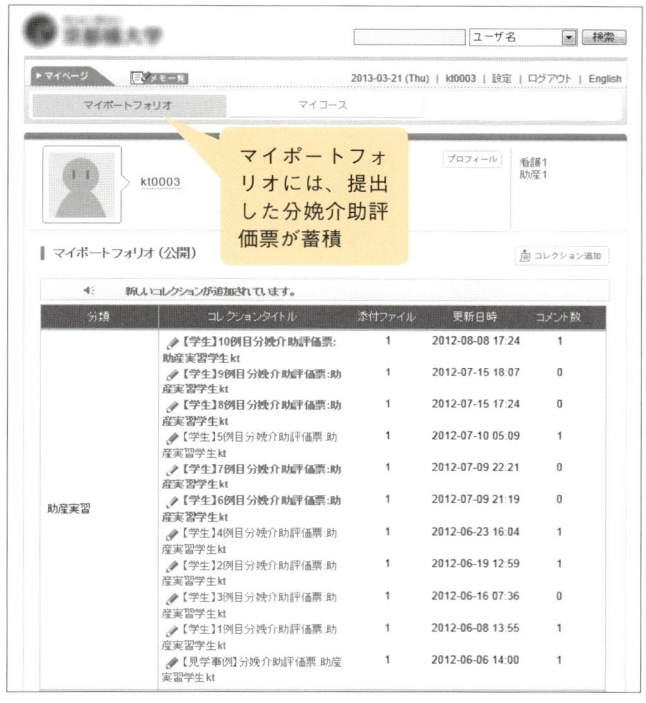

提出した評価票を蓄積していく。学生も教員も、過去の評価票をいつでもどこでも閲覧することができる。過去の評価票をすぐに閲覧できるため、これまでの振り返りをすぐに行うことができる。

図6　評価票の蓄積

学生と教員を区別しIDを設定しているので、IDにより閲覧制限が設けられていることになる。教員は、学生全員の評価票を閲覧することができるように設定し、学生は、自分の評価票のみを閲覧できるように設定した。この閲覧制限はいくつかあり、使用方法や目的により変更することが可能だ。指導者は、電子評価票ではなく紙媒体の評価票を使用した。

学生は分娩介助終了後48時間以内に、評価票に入力し提出する（図3～図6）。学生から提出された評価票を教員が確認し、その評価票に対し

自由記載欄は、字数制限をつけることも可能

教員からのコメント

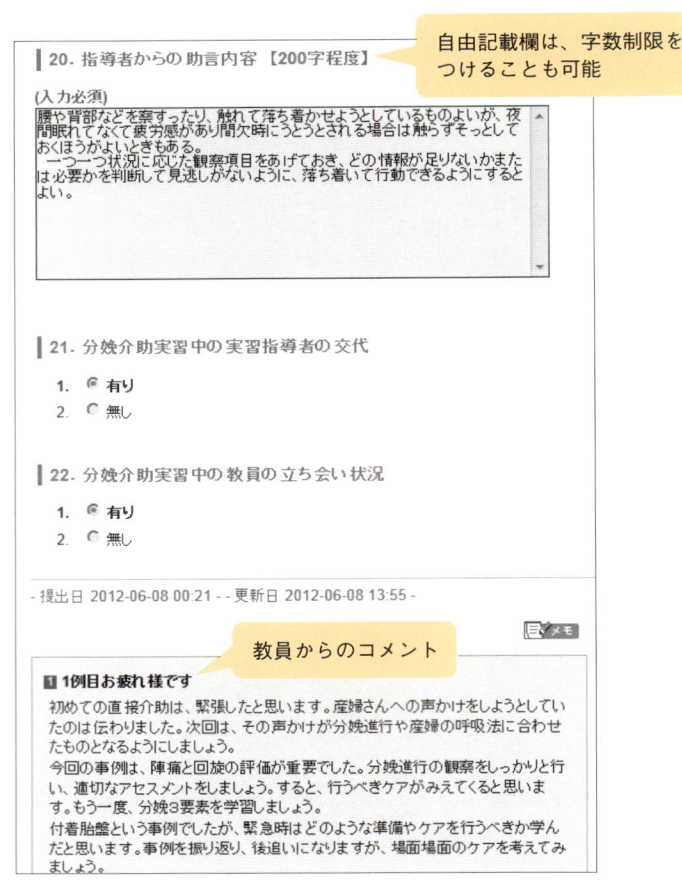

教員は、いつでもどこでもコメントを入力し、学生に返却することができる。複数の教員が、どこにいてもコメントを返すことができる。学生は、教員から返却されたコメントを閲覧できる。

図7　教員からのコメント閲覧

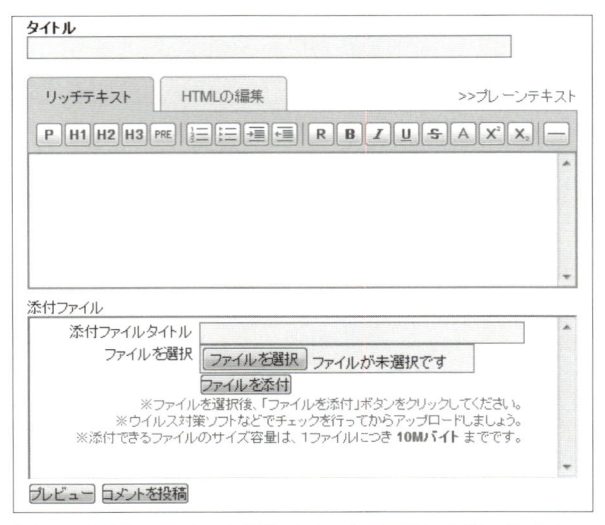

指導に必要なファイルを添付することが可能。学生が入力した点数をグラフ化したものを添付することも可能。

図8　教員からのコメント入力画面

評価点を可視化し、添付ファイルで学生に返却することができる。学生は自分の成長を、実感することができる。

図9　実習評価点の可視化

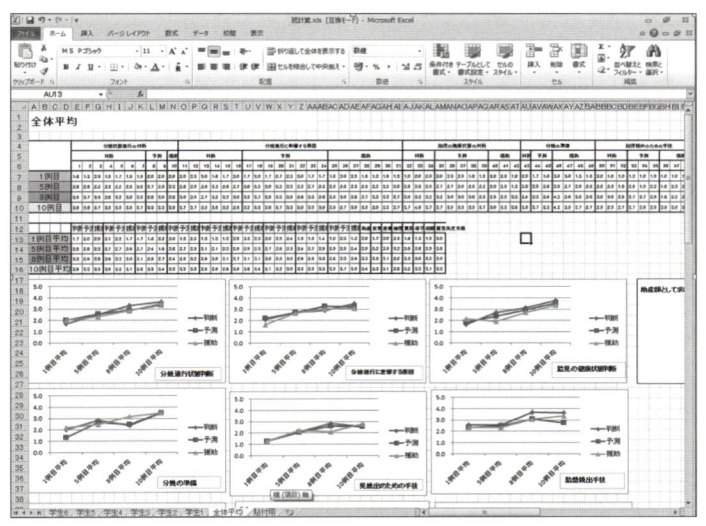

学生が評価票を提出すると、自動的にエクセルに入力される。そのエクセルファイルを使用し集計するため、学生全員分の集計・グラフ化を迅速に行うことが可能だ。教員は学生の評価票を共有することが可能であり、他施設の学生の到達状況も共有できる。

図10　学生全員の評価点平均の可視化

教員からのコメントを返す（図7・図8）。

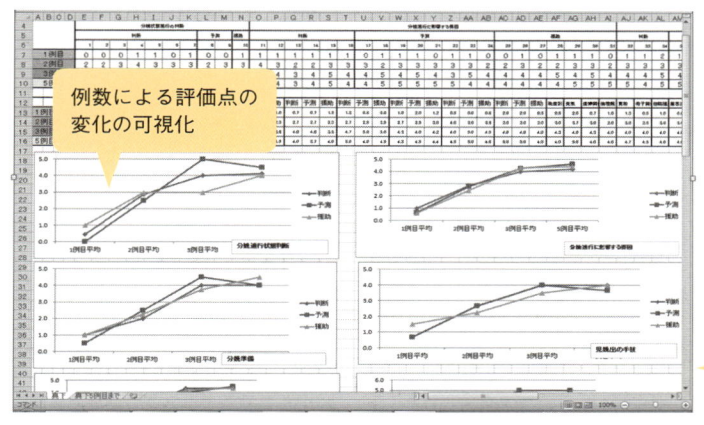

　分娩介助例数が進み、評価票が蓄積されると学生の自己評価得点をグラフ化し、コメントと一緒にグラフを添付する（図9）。さらに、本人の自己評価のみならず、他学生の評価票も蓄積された際は、評価点平均点をグラフ化し返却する（図10）。

3. 電子評価票導入の準備

1 パソコン周辺環境の準備

　学生および担当教員が各実習施設で使用するパソコン、およびインターネット環境（ポケット Wi-Fi）を準備する。実習施設が3施設のため、各3台ずつ用意した。

2 電子評価票担当教員の決定

　電子評価票担当教員を決定し、その教員が紙媒体の評価票の内容を電子評価票へ入力する。電子評価票閲覧・入力 ID やパスワード、閲覧制限を設定する。

3 電子評価票担当教員から教員へ、電子評価票を用いた助産実習方法についての説明

　電子評価票担当教員から、他の教員へ電子評価票の使用方法を説明する。電子評価票を利用した助産実習方法を統一する。指導を担当する施設学生以外の評価票を閲覧することも可能であり、この利点を活かす実習方法を統一することが重要である。

4 電子評価票担当教員から学生へ、電子評価票の使用方法を説明

　学生へ電子評価票の使用方法を、セキュリティについても含め説明する。閲覧制限があり、学生は他学生の評価票は閲覧できないこと、また、学生同士で掲示板を使用しコミュニケーションが取れることを説明する。さらに、24時間どこでも評価票の入力が可能であることも説明する。

4. 電子評価票を使用しての感想

1 学生の感想

- 手書きの評価票より、パソコン入力できるので手が痛くならず、早く記入（入力）することができた
- 5段階評価をする際、クリックするだけなので評価しやすかった
- 記入（入力）が速くできるので、評価票の提出が早くできた
- パソコンとインターネット環境があったから良かった。宿泊場所（寮）だけでなく、病院内の控室でも評価票の入力ができ、評価票の入力だけでなく、実習中の学習にもインターネットを活用できた
- 事例の学びや次回の課題は長い文章を入力するので、パソコンからの入力が速いが、パソコンの起動がやや面倒なときもあった。スマートフォンからの入力ができ、便利だった
- 入力した評価を教員がグラフ化して返却してくれた。自分の成長（変化）がわかってよかった
- 施設担当以外の教員からもコメントがもらえて嬉しかった。教員からコメントをもらったが、電子評価票を活用してのコメントの返信はなかなかできなかった

2 教員の感想

- 大学内や自宅からも学生の評価票を確認することができ、学生が評価票を提出した直後に指導（コメント）を返すことができた。施設に戻ってから評価票を確認・指導するのではなく、施設から遠方にいながら学生の状況を確認することができた
- 担当施設学生だけでなく、他施設学生の評価を遠方にいても確認することができ、担当施設にいながら他施設学生の到達状況を知ることができた。他施設学生の到達状況を知ることができたので、担当施設学生への指導の参考にすることができた
- 他施設担当教員の指導コメントを閲覧することができ、指導内容について他教員から学ぶことができた
- ITを活用した評価票入力のため、学生全員の評価がエクセルに入力される仕組みになっており、評価票のグラフ化や平均点の計算が早

く行えた。学生に、中間・最終結果として、評価票をグラフ化して渡すことで、タイムリーに指導に活用することができた
- これまでは、分娩介助実習終了後に評価票のグラフ化を行っていたが、今年度は中間評価の時点でグラフ化し、他教員と学生の到達状況について話し合うことができた
- 遠方の他施設の学生が入力した「分娩介助評価票」「事例の学び」「次回の課題」に対する指導コメントを書いたが、その事例の特徴が不明なため、励ましや応援コメントはできても、それが指導として適切なコメントかどうかについては迷った

5. まとめ

　電子評価票を利用する利点は、学生から提出された評価票をいつでもどこでも閲覧し、指導コメント付きで返却できることである。助産実習の分娩介助は、1例1例の振り返りがとても重要であり、学生は、分娩介助後に自己の振り返りを行い、その後教員・指導者からの指導を得て次の分娩介助に臨む。実習施設が遠方にあるため学生からの評価票をすぐに受け取って指導することができない場合に、電子評価票はとても効果的である。また、ポートフォリオとして評価票を蓄積できるため、遠方にいても、指導をする際にすぐにその学生の過去の評価票を閲覧できる点も、指導上ありがたい。指導したコメントも残るので、学生の指導に一貫性をもたせることができ、過去に指導した内容を活かすことができる。さらに、学生が入力した評価点はエクセルに入力される仕組みになっており、教員はすぐに入力された評価点数をグラフ化することができる。この可視化された自己評価得点を見ながら、学生へ指導することができる。学生は、短時間で返却された、グラフ化および可視化された得点を見ることで、自己の成長や苦手項目を理解しやすくなる。この可視化された自己評価得点グラフにより、学生は効果的に1例1例の分娩介助の振り返りができるようになると考えられ、これまでは教員によるグラフ化に時間を要していたが、作業を短時間で済ませ学生に返すことが可能となった。

　複数の施設で実習を行っているため、教員は担当学生以外の状況がわかりにくかったが、電子評価票はどこにいても他施設学生の自己評価得

点や指導コメントを閲覧することができ、情報の共有が可能となる。他施設学生の評価票を閲覧し、コメントを返却したが、他施設学生が介助した1例1例の分娩の特徴がわからない状況において電子評価票のみで他施設学生の指導まで行うには限界があり、他施設学生の到達度の情報共有や、励ましのコメントを送る程度にとどまった。つまり、分娩の状況が把握できない中で、電子評価票に記載された情報のみで指導を行うことには限界を感じた。

　学生は、鉛筆記載よりパソコン入力のほうが速く行えるため、電子評価票の利用評価は高かった。また、学生は自由記載欄への記入が増える傾向にあり、電子評価票がパソコン入力になったことで、鉛筆記載よりも速く楽に入力ができた。文字数に制限をつけることも可能で、制限以内でなければ評価票を提出することができないようにすることも可能である。

　自己評価得点をグラフ化したものが短時間で返却されることに対しては、自己分析がしやすかったとの感想が多かった。さらに、電子評価票の環境を整えるため、パソコンやインターネット環境を整えたことで、寮や実習施設で、これまでなかったインターネットを使用できるようになり、実習上でわからないことをパソコンで調べることができたことも好評であった。大学から遠方のため、大学の図書館を利用することが難しい学生にとって、インターネットやパソコン等の電子環境を整える意義は大きかった。

　電子評価票を使用した助産実習の効果を述べてきたが、この電子評価票にはさらなる効果的な使用の可能性がある。電子評価票の利点は、ブラウザにアクセスできればいつでも、どこでも情報を共有することが可能な点だ。「評価票を提出する」という学生からの一方向的な使用、および教員からの指導コメントを返却するという使用のみならず、教員からのコメントや学生からのコメントなどを双方向からやりとりすることで、学生同士のコミュニケーションの場ともなり得る。また、「マイポートフォリオ」には、自己の評価票が蓄積される。評価票のみならず、助産実習前後の学習の成果を蓄積することで、自己の成果と成長をみることもできる。

第5章

外国の助産師教育

- 1. タイ王国の助産師教育
- 2. オーストラリアの助産師教育
- 3. 日本の助産師教育への示唆

日本の助産師教育は、「保健師助産師看護師学校養成所指定規則（昭和二十六年八月十日文部省・厚生省令第一号、最終改正：平成二十七年三月三十一日文部科学省・厚生労働省令第二号）」に規定されている教育内容について、大学院、大学（学士課程）、大学あるいは短大（別科・専攻科）や助産学校において行われている。諸外国では各国の保健医療の現状をふまえた助産師の役割に応じて、助産師教育が規定され行われている。世界保健機関は、「専門職としての看護師および助産師の初期教育のための世界基準（Global standards for the initial education of professional nurses and midwives）」を2009年に策定し公表している。各国が教育クライテリア（基準）を設定し、教育の質を上げ生涯教育を推進し、エビデンスや能力に基づき、十分な能力を有し質の高いケアを実践することができること、そしてより良い健康状態につなげられる実践者の雇用を確保できることなどの教育効果を保証することを目指している。また国際助産師連盟（International Confederation of Midwives：ICM）は、2009〜2010年にかけて、改訂版デルファイ調査過程を用いて2010年に「助産師教育の世界基準」を策定している。本基準の目的は、「助産師を育成する助産課程には理念、目標、成果があることを保証し、国民、すなわち専門職、利用者、雇用者、学生に、そして互いに説明責任のある助産課程を設ける」や「助産師教育課程の質を考え、実施し、評価する枠組みを提供する」など、表1 に示すとおりである。教育基準がない国において世界的規範に基づいた助産師育成のための教育基準の設定に役立てたり、また最低限の基準であるため高い期待値を含めたり、特定国のカリキュラム内容や文化的適性のニーズを反映させることが期待されている。

1. タイ王国の助産師教育

　タイでは、1896年に首都バンコクに、最初の看護学校が設立された。看護学校のカリキュラムは、当時の妊産婦死亡率と乳幼児死亡率の高さが影響し、助産技術と新生児を含めた乳児ケアを重視している。このように、当初から看護カリキュラムに助産に関するカリキュラムが統合されているのが特徴である。その後1930年代までには入学資格の教育年限は10年となり、それに合わせて看護学校の教育年限は2年から3年

表1 ICM助産師教育の世界基準（2010）の目的と概要

> 目的：
> ・助産師を育成する助産課程には理念、目標、成果があることを保証し、国民、すなわち専門職、利用者、雇用者、学生に、そして互いに説明責任のある助産課程を設ける。
> ・助産師教育課程の質を考え、実施し、評価する枠組みを提供する。
> ・ICMの「基本助産業務に必須な能力」すべてと各国のニーズに基づいた追加能力を備えている助産師育成の教育課程を促進する。
> ・女性と家族のための安全な助産業務と質の高い助産ケアを促進する。
> ・助産専門職と自律した実践者としての助産師の自律性を再強化する。
> ・助産課程の継続的な改善を促し、それによって継続的な業務改善を促す。
>
> 基準として規定されている内容：
>   I. 組織と運営
>   II. 助産師教員
>   III. 学生
>   IV. カリキュラム
>   V. 資源、設備、サービス
>   VI. アセスメントの方略

出典：ICM「助産師教育の世界基準」（2010）（日本看護協会公式ホームページ）

に延び、そこに6カ月の助産実習が追加されている。1950年代後半から、看護教育制度は専門学校教育（Diploma）から学士課程教育（Bachelor）へ移行し、1956年に初めての看護学士課程が設置されている。そして1981年には看護師養成のための専門学校教育（Diploma）が廃止され、看護教育はすべて学士課程で行われるようになる。しかし、4年課程への移行に伴う人材不足などの理由で医師から反対があり、移行期間として1998年までの20年間を限定としたテクニカル・プログラムという2年間のコースがあった。現在は、12年間の初等中等教育修了後に、看護学教育は、学士課程教育として行われている。看護カリキュラムには助産カリキュラムが統合され、看護学部の学生全員が助産師教育を受けている。認定教育機関を修了する時点で国家試験を受験し、合格するとタイ看護助産評議会（Thailand Nursing and Midwifery Council）により免許が交付される。そして5年ごとの資格更新のために50時間の継続教育の受講が義務づけられている。

　タイの看護・助産の業務範囲は表2のように規定されている。そしてそれを実践できる看護助産師を育成するために、看護助産評議会によって認定された各大学のでは看護助産教育プログラムが提供されている。この教育プログラムは、3つのシステムにより認定および質保証がなされている。1つ目は、「施設内の自己評価（Internal Quality Assurance System

表2 タイにおける看護・助産の業務範囲

看護の業務範囲	助産の業務範囲
看護の実践は、個人、家族やコミュニティに対して以下のような実践である。 1) 教育、助言、カウンセリングを提供すると同時に健康問題を解決する 2) 個人の身体的、精神的な環境を含めて疾患に伴う問題の解決、症状の軽減、疾患の蔓延予防やリハビリテーションを支援する 3) プライマリケアや予防接種において述べられているように治療を行う 4) 治療において医師を補助する これらの実践は、科学の原則や健康アセスメント、看護診断や看護計画、看護介入や評価といった看護の技に基づく。	助産実践は、妊婦、産後の女性、新生児や家族に対して以下のような実践である。 1) 教育、助言、カウンセリングを提供すると同時に健康問題を解決する 2) 妊婦、産後の女性、新生児に対して、妊娠・分娩・産褥期において合併症を予防するために、身体的、精神的なケアを提供する 3) フィジカルイグザミネーション、分娩介助や家族計画サービスを行う 4) 治療において医師を補助する

出典：タイ看護助産評議会ホームページ

表3 タイの質に関する枠組み(TQF)の基準

1. 目的・目標や施設計画の明確さ
2. カリキュラムと教育
3. 学生の発達
4. 研究
5. コミュニティと学術サービス
6. 文化的な対話
7. 管理
8. 予算と財政
9. 施設内質保証システム

出典：タイ看護助産評議会ホームページ

表4 国家教育基準・質保証局(ONESQA)の基準

1. 卒業生の質
2. 研究
3. サービス
4. 文化的な対話
5. 施設とスタッフ開発
6. カリキュラムと教育
7. 施設内質保証システム

出典：タイ看護助産評議会ホームページ

[Institutional Self- Evaluation])」である。教育省は「タイの質に関する枠組み（Thailand Quality Framework: TQF)」という政治的ガイドラインを通して、大学カリキュラムの発展に対し重要な役割を担っている。この枠組みは、とくに教育効果やそれを達成するための教育経験の規定に焦点をあてている。教育省により5年ごとのカリキュラムの改定が推奨され、新しく改定された教育カリキュラムはTQFの9つの基準を満たさなければならない（表3）。各教育機関は1年ごとに施設内評価を行い、「施設内評価報告書（Self-Assessment Report: SAR）」として報告する。監査チームが視察を通して、報告内容を確認し、さらなる発展や質保証に向けた提言を行う。

2つ目は、1999年に設立された外部機関「国家教育基準・質保証

局（Office of National Education Standards and Quality Assurance：ONESQA）」による質の保証と認定である。5年ごとに7つの項目について評価している（表4）。監査と視察の後に、各教育機関の質について「とても良い」「良い」「不十分である」という3段階で評価する。そして、改善やさらなる発展に向けた提案がなされ、「不十分である」と評価された内容については、教育機関で改善に向けた取り組みが必要になる。ONESQAは本報告書の内容を一般に向けて公開している。

　3つ目は、専門機関による質保証と教育機関の認定である。タイ看護助産評議会は1986年以降、看護教育を規制している。看護助産法の第30条に、資格試験を受験するためには、認定されている看護教育学校を卒業していなければならないと規定されている。そして専門職としての質保証のために、5年ごとに50時間の継続教育の受講が義務づけられている。

　各大学では、タイ看護助産評議会が規定している基準に基づき教育プログラムを策定している。「Thailand Midwifery Education」をキーワードにインターネットによる検索を行い、英語によりカリキュラム概要が掲載されていたチェンマイ大学看護学部の助産師教育を例に示す（表5）。チェンマイ大学看護学部にはメールおよび電話にて、カリキュラム内容（臨地実習を含む）や教育に関する課題などについて情報提供を依頼し、平成28年2月上旬に回答を得た。チェンマイ大学の看護学部は1学年180～200名であり、学生全員が看護・助産師免許の取得を目指している。助産師教育においては他に修士課程（2年）があり、定員は15名である。学部および大学院教育は、教員123名と支援スタッフ127名が担当し、その内助産に関係する内容は、27名の教員が担当している。4年間の教育年限の中で、日本と同様に一般教養科目と専門教養科目より構成され、臨地実習が行われている。一般教養科目（科学系を含む）は他学部の学生と一緒に学んでいる。臨地実習は実践能力を習得する機会であり、学内で学んだ知識や理論を実践に応用させ、技術を精錬させる機会となっている。学生は臨地実習前にオリエンテーションと看護演習室（Nursing Lab）において縫合技術を含む技術演習を十分に行ってから、実習に臨んでいる。助産に関連する臨地実習は、3～4年次にかけて行われ、チェンマイ大学教員により全実習指導が行われるが、この体制は教育機関により異なる。実習は、妊娠期ケア、分娩期ケア、産褥期ケアの3種類に分かれており、各5週間の臨地実習がある（表6）。実習先も大学病院、3次医療機関、2次医療機関に分かれている。妊娠期および産褥期ケア

表5 チェンマイ大学のカリキュラム内容

一般教養	・言語とコミュニケーション（Language and Communication） ・人文科学と社会科学（Humanities and Social Science） ・科学と数学（Science and Mathematics） ・体育（Physical Education）
一般教養 （科学系）	・生物学（Biology） ・有機化学（Organic Chemistry） ・生物統計学（Biostatistics） ・解剖学（Anatomy） ・生化学（Biochemistry） ・微生物学（Microbiology） ・寄生虫学（Parasitology） ・病理学（Pathology） ・薬理学（Pharmacology） ・生理学（Physiology） ・疫学（Epidemiology） ・栄養学（Nutrition） ・心理学（Psychology）
専門共通科目	・地域看護（Community Nursing） ・一次医療（Primary Medical Care） ・基礎看護（Fundamentals of Nursing） ・老年看護（Gerontological Nursing） ・助産と母性・新生児看護（Midwifery and Maternal and Newborn Nursing） ・小児看護（Pediatric Nursing） ・災害看護（Disaster Nursing） ・成人看護（Adult Nursing） ・精神看護（Psychiatric Nursing） ・健康増進と疾病予防（Health Promotion and Disease Prevention） ・全人的な健康（Holistic Health） ・リーダーシップと看護管理（Nursing Leadership and Administration） ・法律と倫理（Law and Ethics） ・看護理論（Nursing Theory） ・看護研究（Nursing Research）
臨地実習	・3年次に妊娠期ケアに関する実習（5週間） ・4年次に分娩期ケア及び産褥期に関する実習（各5週間）

出典：チェンマイ大学看護学部ホームページおよび大学への問い合わせにより作成

表6 チェンマイ大学看護学部の助産関連の臨地実習

	妊娠期ケア	分娩期ケア	産褥期ケア
実習病院	5病院（大学病院1カ所、3次医療機関1カ所、2次医療機関3カ所）	3病院（大学病院1カ所、3次医療機関1カ所、2次医療機関1カ所）	2病院（大学病院1カ所、3次医療機関1カ所）
実習内容	妊婦20例に対し下記の内容を行う。 ・妊婦のスクリーニング・アセスメント（ハイリスク事例は医師への紹介） ・妊婦健康診査 ・下腹部触診（正常事例のみ） ・健康教育	・従来の必要例数は正常産婦10例の分娩介助だが、最低例数は5事例 ・縫合技術（解剖学の学習及び演習室での技術演習により） ・ハイリスク妊産婦のアセスメント ・看護診断 ・教員の指導・監督下におけるハイリスク妊産婦のケア	正常あるいはハイリスク褥婦20名に対し下記の内容を行う。 ・褥婦のアセスメント ・看護診断 ・産褥ケア ・乳房外来（Lactation clinic）における実践 ・健康教育（個人・集団）

出典：チェンマイ大学看護学部への問い合わせにより作成

においては、妊婦および褥婦を20例ずつ受け持つことが決められており、分娩期ケアにおいても正常産婦を10例受け持つことが定められている。実習内容はローリスク事例が中心であるが、教員の指導監督下においてハイリスク事例を受け持つこともある。しかしタイでは、出生率が14（人口千対2000年）より11（人口千対2013年）と年々低下している（世界銀行）。このような背景にはタイ国内における家族計画の普及と成功があり、出生率の低下により学生が受け持つことができる妊産褥婦を確保することが困難であり、このことが教育上の課題になっている。そのため、従来学生が実習で担当する分娩介助例数は正常産婦10例と定めていたが、現行最低5例以上となっている。実習内容の対象例数は、タイ看護助産評議会ではなく、各教育機関において決められている。

2. オーストラリアの助産師教育

　オーストラリアにおいても、世界的な助産師教育の流れや国内の状況を受けて、教育に関する情勢は変化している。2011年2月に「国家マタニティサービス計画（National Maternity Services Plan）」が策定されている。これは、マタニティサービスの向上を目指して、近年実施されてきたプロジェクトの成果などを踏まえて策定された5カ年計画である。オーストラリアの出産場所は、病院内が97.0％であり、2.2％がバースセンターまたは自宅出産である。とくに地方における一般医・産婦人科医・麻酔科医や看護師の不足は顕著であり、助産師はそれらと比べると比較的良いものの、都市部からの距離による差がみられる。このような現状を受けて、2008年より国家対策として保健医療人材に関する施策が実施されている。アクセス、サービスの提供、人材、インフラ整備という4つの優先課題に対して、国・州単位で実施するべき事項をまとめている。人材については、国家保健人材タスクフォース（National Health Workforce Taskforce）における検討を受けて、保健医療人材オーストラリア（Health Workforce Australia）において、オーストラリアの保健医療に関する人材と今後の見込みを評価するためのシステムの構築が検討されている。とくに助産師については、人材不足だけではなく助産師自身の高齢化が問題になっている。

　オーストラリアの助産師教育では、助産師が看護の専門分野の1つ

表7　助産師教育の認定基準

基準1　ガバナンス（Governance）
基準2　カリキュラムと概念枠組み（Curriculum and conceptual framework）
基準3　プログラム開発と構成（Programme development and structure）
基準4　プログラム内容（Programme content）
基準5　学生評価（Student assessment）
基準6　学生（Student）
基準7　人材・施設・設備（Resources）
基準8　助産実践経験の管理（Management of midwifery practice experience）
基準9　質の向上とリスク管理（Quality improvement and risk management）

出典：オーストラリア看護助産認定機関評議会「助産師教育認定基準2014」

ではなく、専門職種として認められたことを受けて、助産師教育に「直接入学制度（Direct entry）」が含まれるようになっている。助産師教育課程は様々であるが、主には看護師免許取得後の助産師教育「卒後教育課程（Graduate Diploma in Midwifery）：12～18カ月」「助産学士課程（Direct Entry-Bachelor of Midwifery）：3年間」と、「看護助産学士課程（Bachelor of Nursing and Midwifery）：4年間」になる。1990年代終盤に、助産（Midwifery）を看護（Nursing）とは異なる専門職種として位置づけるための取り組みの結果、2001年に初の「助産学士課程（Bachelor of Midwifery）」がビクトリア州に設置され、以降少しずつ増加している。

　すべての助産師教育課程は、オーストラリア看護助産評議会（Nursing and Midwifery Board of Australia: NMBA）が定める基準を満たさなければならない。オーストラリア看護助産認定機関評議会（Australian Nursing and Midwifery Accreditation Council: ANMAC）は、各教育機関の教育プログラムがこの基準を満たし免許登録ができる資格を付与できるか、審査・認定を行っている。ANMACはこれ以外にも、認定評価基準の策定、海外看護職の査定や看護職の認定や移動に関する政策提言を行っている。2009年に初めて助産独自の基準として設定された「助産師教育認定基準2009（Midwife Accreditation Standards）」は、「コース管理」と「カリキュラム」に大きく分けられ、前者には「ガバナンス」「教員の配置」「学生」や「コース期間・構成」、後者には「カリキュラム内容」「教育・学習に対するアプローチ」「学生評価」や「専門的な経験」という基準が含まれていた。ANMACは、この基準をもとに、2010年7月以降教育認定を行ってきたが、2011年8月に認定基準を評価することが決定された。専門家による基準の見直しや検討が行われ、第1段階では、能力の到達度、必要最低限の実践内容や実践時間の特定化が課題とし

表8　専門的な経験の具体的な内容

継続ケア
 a. 継続事例の中に下記を含める
・妊娠～産後までの継続ケアの中で専門的な関係性の構築・維持
・他職種協働において、助産師による監督（Supervision）の下での助産の実践
・最低10例の継続事例としてのかかわり、内4回の妊娠期訪問、2回の産後訪問を含み、大多数の女性には分娩介助にかかわること
・各症例の教育あるいは保健医療サービス提供者による定期的なリフレクションやレビューを含めた記録の保管

妊娠期のケア
 b. 妊婦健診の参加（100）（継続ケースを含む）

分娩期のケア
 c. 助産師の監督の下に、プライマリ助産師としての分娩介助（30）（継続ケースを含む）
・分娩第1期において可能な限り直接的でアクティブなケアを行う
・分娩第3期の管理、用手剥離が必要な事例については学生として実施する
・母親の希望や状況に応じた母子の第1面会、Skin to Skin Contact や初回授乳の介助
・出生後1時間の母子の適応状況のアセスメントと評価、必要時は医師への相談・報告・委譲
 d. 直接的でアクティブなケアの提供、分娩第1期からの分娩期ケアの提供（10）

合併症
 e. 合併症を有する女性に対する妊娠期、出産、産後のケア（40）（継続ケースを含む）

産後のケア
 f. 産後の母親と可能ならその新生児に対するケア（100）（継続ケースを含む）
 g. 母親が新生児に授乳をする際、赤ちゃんにやさしい病院（Baby Friendly Hospital：BFH）で推奨されているベストプラクティスの要因に基づいた援助の実施
 h. 女性の健康と性の健康に関する経験
 i. 可能なら産後4～6週間の母子に対する評価（実践あるいはシミュレーション）

新生児ケア
 j. 新生児の健康診査（20）
 k. 特別なケアニーズのある新生児に対するケアの経験

※（　）は必要事例数

出典：同「助産師教育認定基準2014」

て抽出された。その結果として、基準は再構成され、表記および順番の変更などが行われ、「助産師教育認定基準2014（Midwife Accreditation Standards）」に改訂された（表7）。必要最低限の実習時間は特定できなかったため、基準3「プログラム開発と構成」よりその内容は削除された。また基準8「助産実践経験の管理」については、学習経験の質向上のため、大多数の出産の立ち会いを明示したうえで、ケア経験の継続性については削除された。

　基準8「助産実践経験の管理」には、具体的な経験内容と必要な事例数が示されている。妊娠～産後にかけての継続事例には、最低限10例が明示され、妊娠期・産後訪問を含んでいる。妊婦健康診査や産後のケアは各100例、分娩介助は継続事例を含む30例等である（表8）。助産学生は継続事例を含む30例の分娩介助を受け持たなければならない。すべ

ての具体的な経験について、学生は事例報告書をまとめ、指導助産師の署名を受けて、免許申請を行うときに提出する必要書類の1つとなる。高校卒業後直接、助産師教育課程に入学した場合（Direct entry）の臨床実習は3年間で800時間程度とされている。

　各大学における助産師教育プログラムは、NMBAが定めている基準に基づき設定されている。オーストラリア保健医療職規制機関の公式ホームページにおいて、助産師教育認定プログラムを検索すると、学士名、教育年限や講義の名称とその内容は大学独自のものになっている。たとえば、「助産学士課程（Bachelor of Midwifery）：3年間」、「卒後教育課程（Graduate Diploma in Midwifery）：12～18カ月」などである。卒後教育課程は、入学生が在学期間中にパートタイム看護師として就業しながら助産師教育を修了する。そして修了後には、そのままその施設に新人助産師として就業することが前提となっている。そのため授業料は、在職している施設が支払う。

　2013年1月にオーストラリアを訪問し、卒後教育課程を修了した助産師と、年間分娩件数が約2,500件ある3次医療機関の臨床教員（Midwifery educator）に対して行ったインタビューによると、助産実習場所は、教育機関と病院やバースセンターとの関係性により確保されている。学生が助産師とともに「学生クリニック（Student Clinic）」を運用する形態が主流である。助産師が学生とともに立ち合うこと、医師外来と比較すると診察時間が長いことなどから、妊産褥婦は満足しているようである。また、各臨床実習病院には「Midwifery educator」と言われる臨床教員がいる。臨床教員は、臨地実習における全責任を担い、大学教員は臨床教員に対する研修や定期的な会議を通して情報を共有している。この実習体制についても教育機関によって異なる。

　免許取得後に助産師は、毎年6月に免許更新の手続きをする必要がある。毎年20時間、「継続的専門職能開発（Continuing Professional Development：CPD）」として研修等を受講しなければならない。助産師個人が、CPDを計画・実施・評価したうえで、受講証明書などとともにNMBAに提出する必要がある。病院全体の医療安全や蘇生などの研修、雑誌などへの投稿や他関連団体等の研修などが対象となる。オーストラリア助産師協会でもオンラインによる継続教育を提供している。研修内容は、助産に特化した内容だけではない。たとえば、コミュニケーション能力を高めるなど、専門職として業務を遂行するうえで関連する事項についてもCPDの研修時間として認定されている。

3. 日本の助産師教育への示唆

　タイ、オーストラリアともに各国の保健医療の情勢を受けて、看護職の役割が変遷し、現在の教育形態に至っている。日本とこれらの国の状況は異なるため、一概に比較したり、日本への汎用を考慮するのは難しい。しかし以下の2点において、日本の助産師基礎教育について再考しても良いのではないかと考える。

　1つ目は教育の質保証に向けた取り組みである。タイ・オーストラリアともに、看護・助産を専門とする機関により、教育機関の認定および定期的な評価の仕組みがある。日本では、大学あるいは専門学校等において看護・助産師教育を開設する際には、教育内容を規定する「保健師助産師看護師学校養成所指定規則（昭和二十六年八月十日文部省・厚生省令第一号）」と、各設置主体を規定する「大学の設置等の認可の申請および届出に係る手続等に関する規則（平成十八年三月三十一日文部科学省令第十二号）」等、あるいは「専修学校設置基準（昭和五十一年文部省令第二号）」などに規定されている基準を満たす必要がある。大学設置・学校法人審議会等の審議を受けて、開設は文部科学省により認可されている。国・公・私立大学（短期大学を含む）および高等専門学校は、その教育研究水準の向上に資するため、教育研究、組織運営および施設設備の総合的な状況に関し、7年以内ごとに、文部科学大臣が認証する評価機関（認証評価機関）の実施する評価を受けることが義務づけられている。独立行政法人大学評価・学位授与機構等がこの役割を担っている。しかしながら、他の2カ国で行われているような看護・助産に特化した評価項目は含まれていない。看護系大学協議会の看護学教育評価検討委員会では、諸外国の視察や2大学における試行等を経て看護学分野基準（案）を策定しており、今後の普及が期待されている状況である。また一般財団法人日本助産評価機構においても、大学院（修士課程）、大学専攻科・別科、大学（学士課程）や短期大学専攻科・専修学校・専門学校の教育評価を行っているが、広く普及している状況には至っていない。

　2つ目は基礎教育から現任教育に向けた継続的な質保証の体制である。両国ともに免許更新制度があり、1年あるいは5年ごとの免許更新が求められている。看護者の倫理綱領（日本看護協会2003）に「看護者は、常に、個人の責任として継続学習による能力の維持・開発に努める」と示されているように、看護職は専門職として自己研鑽し、生涯学習する

必要がある。これについては、「国際看護師協会（International Council of Nurses：ICN）看護師の倫理綱領（2012年）」および「国際助産師連盟（ICM）助産師の国際倫理綱領（2008年）」においても同様の内容が含まれている。日本では厚生労働省が、平成22年4月から「新人看護職員研修」を努力義務として開始した。日本看護協会は「新卒助産師研修ガイド（2012年）」を発行し、新卒助産師が1年以内に経験し、獲得すべき実践能力の到達目標を定め、到達度を確認するチェックリスト例を示している。そして2015年度より、助産実践能力習熟段階（クリニカルラダー／CLoCMiP）レベルⅢの認証制度が、一般財団法人日本助産評価機構により開始されている。このように、助産師個人の実践能力の質保証に向けた取り組みは進みつつあるも、努力義務あるいは個人の努力であるため、今後国全体としての質保証の取り組みが必要と考える。

助産実習についても、オーストラリアでは、必要最低限の経験の中で学習効果を最大限に獲得するための基準となるよう、短期間に再評価され、実践の現状や実現可能性を踏まえた内容に改善されている。タイにおいても、出生数の動向に応じて、基礎教育における分娩介助例数を考慮している現状がある。日本では、「分べんの取扱いの実習については、分娩の自然な経過を理解するため、助産師又は医師の監督の下に、学生1人につき正常産を10回程度直接取扱うことを目安とする。取り扱う分べんは、原則として正期産・経腟分べん・頭位単胎とし、分べん第1期から第3期終了より2時間までとする」と、保健師助産師看護師学校養成所指定規則の別表2に規定されている（巻末資料2）。日本の年間出生数が近年100万人～110万人の間をほぼ横ばいで推移している中、1980年より低出生体重児が全出生数に占める割合は増加傾向にあり、平成26年は9.6%（人口動態調査）となっている。このようにハイリスク妊娠・分娩の増加が指摘されている中で、学生が助産実習に規定されている分娩介助10例を保証し、養成数を確保するために、実習場所の確保が基礎教育における課題となっている。理想とする助産師教育と現状との狭間で、オーストラリア・タイにおいても実習の要件が検討されている。日本においても妊娠・出産・育児を取り巻く環境が変遷している中で、現在のニーズに見合う助産師を育成するために、助産師の基礎教育、卒後教育の充実を図る一方、実習に関する規定を検討する必要があると思われる。

最後に、チェンマイ大学看護学部における助産師教育の現状をまとめるにあたり、ご協力・ご支援いただきましたチェンマイ大学准教授Kannika Kantaruksa博士に深く感謝申し上げます。

文 献

Australian Health Ministers' Conference (2011) National Maternity Services Plan
http://midwives.rentsoft.biz/lib/National%20Maternity%20Services%20Plan%20Feb%202011.pdf.

Australian Health Practitioner Regulation Agency (2011) Fact Sheets and FAQ for students Graduate Applications for Registration Frequently Asked Questions.

Australian Nursing & Midwifery Accreditation Council (2009) Midwife Accreditation Standards.

Australian Nursing & Midwifery Accreditation Council (2014) Midwife Accreditation Standards.

チェンマイ大学看護学部ホームページ
http://www.nurse.cmu.ac.th/webeng/index.php/programs/undergraduate/bachelor/

一般財団法人 日本助産機能評価機構
http://www.josan-hyoka.org/facilities.html.

国際助産師連盟(ICM)(2010)助産師教育の世界基準．(日本看護協会公式ホームページ)．

国際助産師連盟(ICM)「ICM 助産師の国際倫理綱領(2008 年)」
https://www.nurse.or.jp/nursing/practice/rinri/pdf/icm_ethics.pdf.

国際看護師協会(ICN)「ICN 看護師の倫理綱領 2012 年」
https://www.nurse.or.jp/nursing/practice/rinri/pdf/icncodejapanese.pdf.

国立国会図書館法令索引
保健師助産師看護師学校養成所指定規則(昭和二十六年八月十日文部省・厚生省令第一号)

厚生労働省「健やか親子 21」スライド集「母子保健の現状及び取り巻く環境の変遷について」

松下光子ら(2004)タイにおける看護および看護教育の現状——3 大学の看護学部への訪問より．岐阜県立看護大学紀要，4(1)，147-153.

文部科学省ホームページ．

日本看護系大学協議会 看護学教育評価検討委員会
http://www.janpu.or.jp/hyouka/index.html.

大原良子，久保田君枝(2015)豪州における助産師教育の現状と課題—学士課程での助産師教育開始前後の調査から．日本助産学会誌，29(2)，219-229.

政府統計の総合窓口「平成 26 年人口動態調査上巻 出生」第 4.26 表「都道府県(21 大都市再掲)・性別にみた出生時の平均体重及び 2500g 未満の出生数及び割合」

世界銀行ホームページ
http://data.worldbank.org/indicator/SP.DYN.CBRT.IN

世界保健機関(WHO)(2009) Global standards for the initial education of professional nurses and midwives, Department of Human Resources for Health. WHO.

新道幸恵(2008)看護系大学の統合カリキュラムにおける助産師教育の到達目標に関する検討(研究課題番号 18390573)，文部科学研究補助金(基盤研究 B)平成 19 年度研究成果報告書．

Thailand Nursing and Midwifery Council. http://www.tnc.or.th/en.

The Nurses' Association of Thailand. http://www.thainurse.org/new/index.php?lang=en.

吉沢豊予子(2006)タイ王国の助産師教育．助産雑誌，60(8)，730-731.

第6章

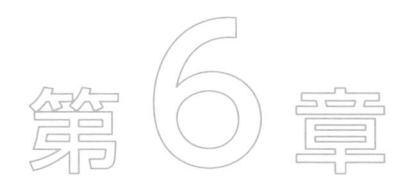

助産師のキャリア発達の分析

1. キャリアとその特性
2. キャリア志向（キャリアの向かう方向）
3. 看護の専門職としてのキャリア
4. キャリア開発とキャリア発達
5. 助産師のこれからのキャリアパス

1. キャリアとその特性

1 キャリアとは

　広辞苑によると、キャリアとは、①（職業・生涯の）経歴、②専門的技能を要する職業についていること、③国家公務員試験Ⅰ種（上級甲）合格者で本庁に採用されている者の俗称、となっており、多様な意味を持っている。平井（2009）は「人の一生を通じての仕事」や「生涯の自己実現過程」等の多様な定義を踏まえ、「生涯における職業生活を通じての自己実現過程」と定義している。

　勝原（2015）はキャリアを考える際の視点として、グラス・ホールの4つの視点を紹介している。それは、①キャリアを昇進ととらえる見方（組織内での昇進や昇格）、②キャリアをある種の専門職ととらえる見方、③キャリアを生涯にわたる職業経歴とする見方（その人が仕事生活を送る中で連ねてきた職位の連続）、④キャリアを役割に関連した諸経験の生涯にわたる連続ととらえる見方、である。ホールはキャリアを「人の生涯にわたり、仕事に関連した諸処の体験や活動を通して個人が自覚しうる態度や行動のつながり」と定義し、その際の前提として、①キャリアを論じるときには、成功や失敗、遅い早いは問わない、プロセスに注目する、②キャリアの評価はその人自身がすべき、③キャリアには、その人の価値観、態度、モチベーションにまつわるような主観的側面と、ある仕事の申し出を受け入れたか断ったかといったような客観的な側面との両方がある、④キャリアは、仕事に関連した体験の連続であり、プロセスである、の4点をあげているという。

　また勝原は、金井の「成人になってフルタイムで働き始めて以降、生活ないし人生（life）全体を基盤にして繰り広げられる長期的な（通常は何十年にも及ぶ）仕事生活における具体的な職務・職種・職能で諸経験の連続と、（大きな）節目での選択が生み出していく回顧的な意味づけ（とりわけ、一見すると連続性が低い経験と経験の間の意味づけや統合）と、将来構想・展望のパターン」との定義を紹介している。勝原は金井の定義がホールのものよりもより看護職に適合すると評価している。また、坂口（2015）は、看護職のキャリアについて、「キャリアの選択と決定に自己責任をもつ自律した看護職個人がライフステージとの関連でとらえた職業生活において、自らの看護専門性への向上欲求と期待とを組織と

の調和の過程で最適に実現していくプロセスである」と定義している。

　助産師は、その教育や臨床実践において、看護師よりもより専門性が高いものとして考えられてきた。また、助産師は開業権をもち、助産所管理者である者もおり、病院という組織に所属する意識の強い看護師よりも、独立独歩の気概も強いと日々感じている。その点で、坂口の定義にある「組織との調和の過程」の部分は、組織を離れて開業したり、地域で活動したりする助産師の状況から、助産師の実態と少し異なると思われる。すなわち、助産師のキャリアについて考える場合、その定義は平井のものと坂口のものの中間にあると思われる。そこで、本項では、助産師のキャリアを、「キャリアの選択と決定に自己責任をもつ自律した助産師個人がライフステージとの関連でとらえた職業生活において、自らの助産・看護の専門性への向上欲求と期待とを組織・社会との調和の過程で最適に実現していくプロセスである」とするのが適していると考える。

2 女性である助産師のキャリアの特性

　平井（2009）は、「働く女性のキャリア形成パターン」を以下のように示している。

① 基礎教育を終えて組織に入り、定年まで同じ組織内で働き続けるパターン（結婚や出産というライフイベントに関係なく続けていく）
② 結婚を機に仕事を辞めて家庭に入り、事情が許す状況になると再び働くパターン
③ 出産を機に仕事を辞めて子育てに専念し、時期をみて再び働くパターン
④ 学校を卒業後、まったく仕事をしないで「家事手伝い」あるいは「花嫁修業」をし、結婚後も「専業主婦」として過ごすパターン
⑤ 自営業を営むパターン
⑥ 様々なパターンの混合型

　このパターンに共通するものに、岡本ら（1994）の現代女性のライフサイクルの木の図がある。この図には、女性が学校を卒業し就職した後、「結婚をめぐる方向選択の危機」により大きく「専業主婦型」「両立型」「非婚型」に3つに枝分かれし、その後も「出産をめぐる方向選択の危機」「子育て期の危機」「トータルなライフスタイルをめぐる危機」などにより、

様々に枝分かれしていく様子が描かれている。その枝分かれした道ゆきごとに仕事と家庭の比重が変化するので、女性の職業生活はこの選択に大きな影響を受けるという。生涯仕事をすることを前提とし、結婚するか否か程度の枝分かれしかない、シンプルな枝分かれの場合が多い男性と比べ、非常に複雑な道ゆきがある状態について、岡本らは「どのライフコースを選択したにせよ、その道ゆきの中には、自分の生き方、あり方に直接的に問いを投げかけるストレスや危機が潜在している」と述べている。ただし、ニートや専業主夫等の選択肢が増え、男性においても以前より複雑に枝分かれするようになったといえる。

先にキャリアの定義のところで引用したものは、キャリアを「生涯にわたる連続したプロセスである」とする考え方であり、これは「生涯発達心理学」に端を発している。生涯発達心理学についてはエリク・H・エリクソンが有名であり、「人間の受胎からはじまり、成人期・高齢期を含めた人間の全生涯に生起するすべての心理学的な発達的変化の記述と説明を目的とする学問」である。岡本らは、ジェンダー論の立場から、発達心理学の初期の研究は男性を基本に置き、直線的、連続的にアイデンティティを形成、発達させていくものであったと述べ、男性の生涯発達と女性の生涯発達は異なると主張している。そして、その違いを示すものとして、現代女性のライフサイクルの木の図が示されているといえる。岡本らが示したように、女性にとって、結婚・出産・育児の問題は、その職業生活に大きな影響を及ぼす要因である。

このように女性が大半を占める看護職のキャリアは、結婚・出産・育児の問題というライフイベントとの関連を抜きにしては語れない。2007年、内閣府は「仕事と生活の調和（ワークライフバランス）憲章」を策定し、仕事と生活の調和推進のための取り組みを体系化・具体化した。看護職がその職を継続していくことにとって結婚・妊娠・育児の問題は大きく、とくに妊娠・育児は看護職の離職の大きな原因となっている。看護界では、看護師の離職を予防し、その確保と定着が以前にも増して課題になっており、内閣府の「仕事と生活の調和（ワークライフバランス）」の取り組みは看護界にとっては、それ以前から重視されている課題であった。取り組みの結果として、保育所の整備や短時間勤務等就業環境の整備、社会状況の変化により、子育て期間中も職業を継続する看護職が徐々に増加し、本人の意欲や環境整備によって、看護職として就業を継続していくことに、障害が徐々になくなってきている。しかし看護協会の調査（日本看護協会 2008）によると、それでも離職理由の大半は結婚・出産のラ

イフイベントである現状は変わっておらず、看護職の多くのキャリアは中断している現状にある。

平井（2009）は「女性にとって結婚や出産、育児などのライフイベントがキャリア形成に非常に影響する因子であることが明らかである。また、キャリアについての受け止めかたも女性と男性では異なっている。女性にとってキャリアの受け止めかたとは、個人的成長、自己充足、満足、他人に対する貢献、自分のやりたいことをやること、などである。一方、男性にとってのキャリアとは、女性のキャリアと同様のことも願ってはいるが、一連の仕事、仕事の積み上げによる前進、業績を認められそれに見合った報酬を得て出世につながる道、などを意味するようである」と、より明確に区分けして論じている。

平井は、女性のキャリア形成に、教育・文化といった間接的要因、本人自身や家庭の状況、職場の環境などの直接的要因があり、またキャリアをサポートするシステムとして、本人自身と家庭の状況、職場環境などの、直接的要因が影響し合っていると述べている。また、「働く女性のキャリアの促進要因」として、「個人の『キャリア動機』、『キャリア形成サポート』としての企業の施策や上司との良好な関係など、内的欲求、学歴の高さ、母親が外で働いていた姿を見て育った経験、仕事のやりがい意識、男性に劣らぬ仕事内容、役割モデルの存在」を、「働く女性のキャリアの阻害要因」として、「『職務ストレッサー』（仕事過重、役割のあいまいさ、役割葛藤、人間関係など）、女性差別的な職場風土や家庭との両立の難しさなど」をあげている。

助産師は女性のみが取れる資格であり、助産師のキャリアについて考えていく際には、女性のキャリアの特性を前提とする必要がある。

2. キャリア志向（キャリアの向かう方向）

坂口（2015）は、太田の「個人がキャリアの上で辿ろうとする方向、キャリアの上で重視する事柄」を「キャリア志向」として紹介している。その向かう方向性には、エドガー・H・シャインの「キャリアの諸決定を組織化し制約する自己概念」であるキャリア・アンカーが関与するとしている。シャインは、キャリア・アンカーには8つの種類があるとしている（シャイン 2006）。「専門・職能別コンピタンス」「全般管理コンピ

タンス」「自律・独立／保障・安定」「起業家的創造性」「奉仕・社会貢献」「純粋な挑戦」「生活様式」である。この分類は多くの研究で用いられている。

田尾（1980）は「プロフェッショナリズムを測定するための変数」として30項目を想定し、調査を行った結果から、「奉仕性、自己実現性、自律性という3つの因子を得た」と報告し、奉仕性が大きな説明分散をもち、自律性の因子が小さいとその傾向を概括している。また、坂口（1999）は自らの研究結果から、「看護職におけるキャリア志向のタイプの特徴として、『安定性』を選択する者が大半を占め、『管理的能力』がきわめて低い傾向が指摘されている」と述べている。小野（2003）も、キャリア・アンカーとしての「奉仕・社会貢献」について、それ以前の看護教育においては「使命感の醸造がキャリア選択に影響してきた」とし、その一方で、徐々に増えつつあった看護系大学の卒業生に対して、「偏差値の輪切りの中で看護系大学などの教育機関選択が行われ、その結果としてとりあえず看護師として入職する人も増えてくることが予想される。そのような時、使命感に頼っただけのキャリア発達に期待することには限界があるものと思われる」と批判的な意見を述べている。

2000年前後のこれらの看護職のキャリア研究の対象が、専門学校卒業生や准看護師を取り扱っており、准看護師のキャリア発達についての研究では、看護師を目指して進学することをキャリアアップとして肯定的に取り扱っているものもあり、徐々に増えつつあった看護系大学や看護系大学院も看護職の資格取得後の進学先としての検討しかされていない状況であった。すなわち、従来の看護職は、基礎教育を通じて醸造された奉仕・社会貢献というキャリア・アンカーに導かれたキャリア志向を強くもっていたといえる。平井が、大学生は多様な価値観をもち、そのことがキャリア選択の多様化をもたらしていると指摘しているように、増加する看護系大学の卒業生や看護系大学院の修了生のキャリア形成について、それまでは十分な検討が加えられていなかったといえる。

勝原（2012）はそれぞれの看護師が置いたキャリア・アンカーによって、働く場の選択に違いが起きてくることを、例を用いて説明している。また、キャリア・アンカーがキャリア選択の際の指針にも制約にもなると述べている。

平井（2009）は、キャリア志向の理論として、グルドナーが提唱したコスモポリタンとローカルの分類を紹介している。これは、①組織への忠誠心、②専門職的技能および価値、③準拠集団、という3つの変数から潜在的アイデンティティを分析したものである。コスモポリタンとは、

所属する組織への忠誠心は低いが専門技術へのコミットメントが高く、準拠集団は組織の外にある人たちのことを指す。この人たちは自らの職業価値を重んじ、専門的な自己充足を求めるタイプである。ローカルは働いている組織への忠誠心が強く、そのため組織の目標や価値を自分のものとして内面化し、かつ組織の中で昇進することに関心が高く、準拠集団の組織内における組織人志向型人間である。そして、コスモポリタンとして、専門看護師などに代表されるように、学歴が高く自らの専門的技能に価値を置き、高く評価する者の出現をあげている。平井が紹介しているコスモポリタンとローカルという考え方は、多様化する助産師の基礎教育をみすえて、助産師のキャリア志向を考える場合に重要となってくると考える。とくに教育現場の感覚では、大卒助産師は、平井が専門看護師に対して指摘したように、組織よりも専門職であることへのコミットメントが強く、よりコスモポリタンに近いキャリア志向をもっているのではないかと推測される。

3. 看護の専門職としてのキャリア

　上泉（2015）は、「専門職としての規準」として以下の9項目をあげている。

①独自の専門的知識・技術に基づく仕事に従事する職業であること
②これらの知識や技術は長期の教育訓練でなければ獲得できないものであること
③その実践の基盤となる専門的知識体系と教育体系を有していること
④社会の安寧と公共の利益を目指したサービスと貢献であること
⑤サービスの提供にあたっては、プロフェッショナルとしての倫理的規範に従うこと
⑥職務活動において自律性を有すること
⑦サービスを提供するための能力、倫理的規範、自律性を有すること
⑧専門性・倫理性を保証する免許や認定の制度を備えていること
⑨これらの領域には独占的権限が伴うこと

看護師も助産師もこの9項目の規準を満たす専門職といえる。

平井（2009）は、ソービーによる病院看護師のキャリア・パターンのモデルとして、①専門家としての認識の段階、②専門性の熟成の段階、③専門性の熟達の段階、の3段階を紹介している。キャリアの中で、看護師がその専門性を伸ばしていく様子が明確に示されている。またベナー（1992）が「技能修得に関するドレイファスモデルの看護への適用」として、看護師のステージ1：初心者 Novice、ステージ2：新人 Advanced Beginner、ステージ3：一人前 Competent、ステージ4：中堅 Proficient、ステージ5：達人 Expert、の5段階に分けたことは有名である。ベナーの5段階が知れわたるにしたがい、キャリアの段階を示すものとして用いられることが多くなっている。

　さて、医療の高度化・専門化・多様化に伴い、看護職がより専門職化することが求められている。その1つがスペシャリストとジェネラリストである。スペシャリストとは、専門看護師、認定看護師など、特定の領域で実践能力を発揮する看護師であり、ジェネラリストとは、特定の領域を目指すのではなく、従事した領域で質の高い看護実践を行う看護師をいう。

　認定看護師も専門看護師も、1990年代半ばにその育成が開始されたが、6カ月の研修終了後に認定試験を受験し資格取得できる認定看護師には、「実践」「指導」「相談」の3つの役割を果たすことが求められており、その数は最近急速に増加している。一方で、2年間の大学院教育が必要な専門看護師は、その数がなかなか増加しないが、「実践」「相談」「調整」「倫理調整」「教育」「研究」の6つの役割を果たすことが求められており、施設におけるチェンジエージェントとして機能している。認定看護師は、とくに皮膚・排泄ケア、緩和ケア、感染管理など、診療報酬改定で加算がついた分野ではその増加が著しい。また、2007年4月の医療法の改正により、専門性の広告が看護師にも拡大され、認定看護師、専門看護師を積極的に広告することが可能となり、病院としても積極的に活用する方向に進んでいる。また、個々の病院単独で認定看護師あるいはエキスパートナース等の制度を設けている場合もある。

　大きな病院に就職した看護師は、従来、複数の診療科をローテーションすることで、臨床の実践能力が磨かれ、その時々従事している領域で質の高い看護実践を行えるようになると考えられていた。しかし最近では、日常業務に慣れ、ある程度臨機応変に働けるようになった「一人前」レベルではなく、診療科の枠を越えて共通する看護実践において高い能力を発揮する看護師を、スーパージェネラリストとして病院内において

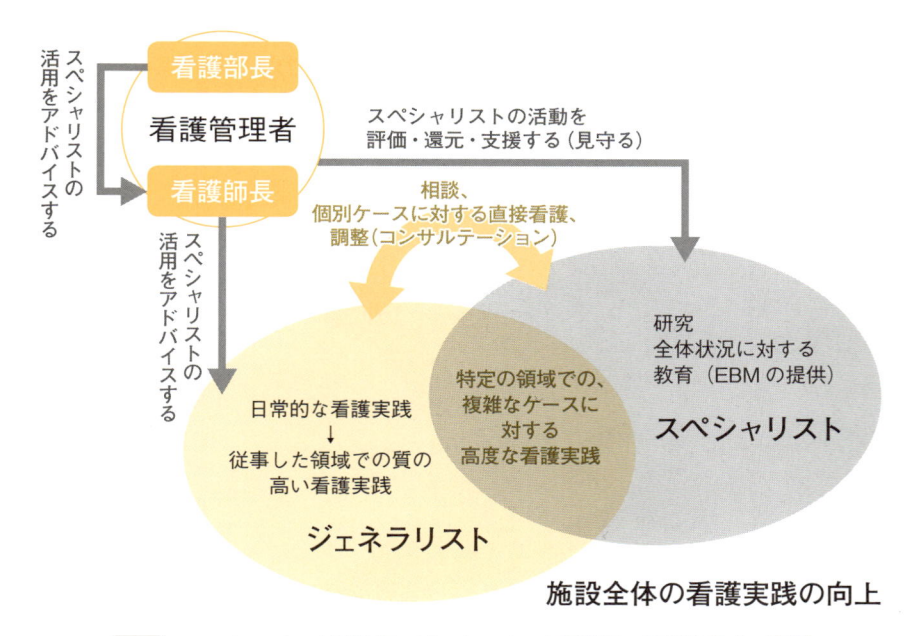

[図1] スペシャリスト看護師・ジェネラリスト看護師・看護管理者の関係

積極的に評価する方向に変化している。

　従来看護職のキャリアとしては、教員への方向性、看護管理職への方向性はあったものの、臨床現場で働き続けることに焦点をあてたキャリアの考え方は薄かった。中堅看護職のキャリア開発にかかわる研究は数多くあり、その点が看護管理職にとって喫緊の課題となっていることが推測できる。永野（2015）はジェネラリスト看護師に期待する能力としての折津の「その時代に行いうる最善の看護サービスが提供されることを保証するために、常に看護職としての態度、感性を洗練させ、根拠に基づく看護を実践する能力や各領域のスペシャリストを適切に活用しうる能力」を紹介し、これからの看護管理者の役割として「今後は、スペシャリストの活用は看護管理者の責務となっていくであろう」と予測している。

　病院組織においては、ジェネラリストとスペシャリストは、それぞれの役割を果たすことによって、標準化されたクリニカルパス通りに経過する患者にケアを提供するとともに、複雑なケースに対する個別の看護実践も適切に提供する状況を作り出している。そして、これからの看護管理者は、相互にスーパーバイズを行い、両者が協働できるように、支援していくことになる。その関係性を示したのが、図1である。

　ところで助産師の状況はどうだろうか。図2に助産師のキャリアパスの従来の状況を示した。この図が考えられたのは、ベナーの5段階のス

第6章　助産師のキャリア発達の分析　109

```
助産師基礎教育の修了
                ▼
┌─────────────┬──────────────────────────────┐
│新人・一人前助産師│分娩介助を中心とした臨床能力の獲得        │
└─────────────┴──────────────────────────────┘
                ▼
┌─────────┬──────────────────────────────────┐
│中堅助産師  │ある程度の臨床能力をもち、後輩の指導・教育が可能│
└─────────┴──────────────────────────────────┘
```

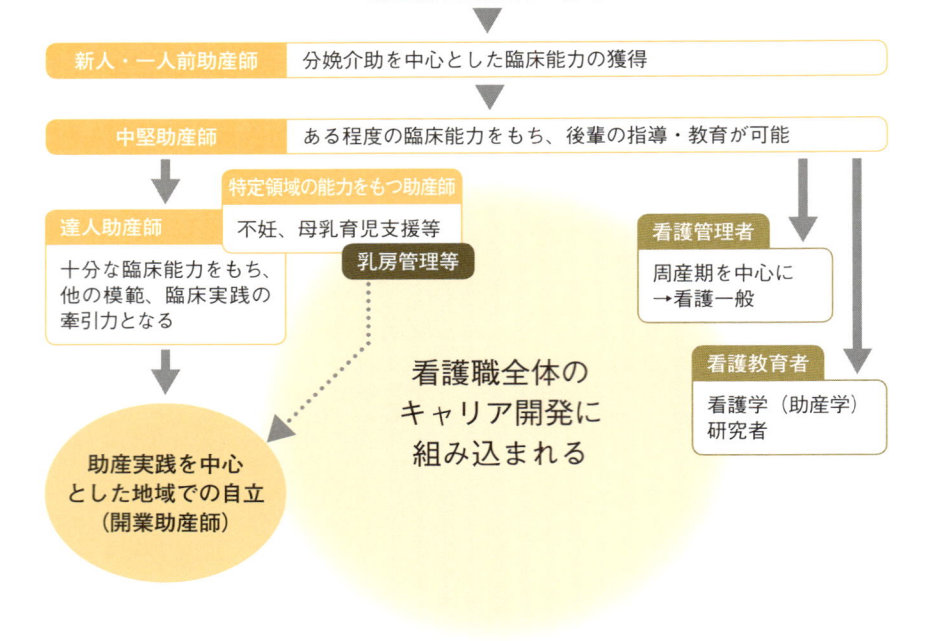

図中ラベル：
- 達人助産師：十分な臨床能力をもち、他の模範、臨床実践の牽引力となる
- 特定領域の能力をもつ助産師：不妊、母乳育児支援等／乳房管理等
- 看護管理者：周産期を中心に→看護一般
- 看護教育者：看護学（助産学）研究者
- 助産実践を中心とした地域での自立（開業助産師）
- 看護職全体のキャリア開発に組み込まれる

図2　従来の助産師のキャリアパス

　テージが様々に活用され始めた2007年頃である。新人・一人前を経て、中堅助産師として、ある程度の臨床能力をもち、後輩の指導・教育が可能となったのちの助産師は、その後どうなっていくのだろうかという疑問が浮かんだためである。その当時、妊産婦のハイリスク化が進行し帝王切開率が上昇し、その結果として大きな病院では、経腟分娩が減り、新人期になかなか分娩介助件数が取れていない状況が散見されるようになっていた。地域で開業するベテラン助産師に、確かにエキスパートと呼んでよい臨床実践ができる助産師がいることは実感していたが、一応の日常業務を果たせるようになった助産師が、そのエキスパート助産師の妊産婦に対するケアの技を獲得していくプロセスがみえない状況にあった。そのための研修の仕組みもなく、助産院研修と称して実地に学ぶ助産師もいたが、少数であった。

　また、看護師が診療科をローテーションしながら、様々な臨床状況に臨機応変に対応できるようにトレーニングされていくのと違い、助産師の場合、そのような学び方が病院内で保証されていなかった。産科で働いて数十年のような大ベテラン（お局さんと揶揄されている場合もあった）もいたが、看護部長の年齢さえも越えスタッフとして働く助産師に、

看護部長としてどう対応していいか悩むとの声を聞いたこともある。

　ここで母性看護学・助産学の範疇の認定看護師、専門看護師について考えてみよう。不妊症看護認定看護師の領域も、助産師として活躍しやすい領域である。最近では、感染管理や糖尿病看護の領域で資格をとった助産師が報告されるようになったが、これも少数である。母性看護専門看護師は、周産期をサブスペシャリティとする場合は、助産師であることが前提となっている。しかし2016年時点、全国で61人と増加しつつあるとはいえごく少数であり、その存在をようやく知る人が増えてきている程度である。臨床実践能力を高めた助産師と何が違うのか、との疑問を投げかける人も多い状況である。

　長い臨床経験をもつ助産師の中には、主任、師長と看護管理者の道に進む場合もある。しかし、主任、師長と駆け上がる間には、産科以外での管理経験が重視されている。「実は助産師です」と明かす看護部長にも結構出会うが、そこでの専門性は看護管理であって、周産期ケアの看護管理ではない。

　このような助産師のキャリアパスの現状に対して、助産師が臨床実践能力をより高めていく道筋を明らかにすることが必要と考えたのである。

4. キャリア開発とキャリア発達

1 看護職のキャリア開発とキャリア発達

　平井（2009）は「キャリア開発とキャリア発達は英語の表記がCareer Developmentと同じであり（中略）キャリア発達とは、キャリアの形成をあくまでも個人の側から捉えようとする概念である。他方、キャリア開発とは、個人の成長発達の理論と、組織の拡充・発展を重視する理論がうまく調和する相互作用の構造をとることにその特質をみることができる」と述べている。従来、日本における看護職のキャリアを論じる多くの論文は、看護管理者が、自らの病院における看護職のキャリアを検討するものである。それを反映し、看護の現場ではキャリア開発の方が定着している。先にあげた看護管理者の論文では、病院組織では院内での活躍ぶりや動きをキャリアととらえ、それを支援する働きかけを検討しており、それらの論文でいう「動き」とは昇進・昇格、勤務移送、各

種委員会などの役割習得、認定看護師等のスペシャリストを目指す「動き」である。これらの状況を考えると、平井が述べたように、キャリア開発とは、個人の成長発達の理論と、組織の拡充・発展を重視する理論がうまく調和する相互作用の構造をとることといえる。

一方で、勝原（2015）は、キャリア発達は生涯にわたる仕事に関連した諸体験のつながりがキャリアであると考え、これから開発されることだけではなく、これまで何をしてきたかといった過去の視点も大切になると述べている。この見方は、キャリアの形成をあくまでも個人の側から捉えようとするキャリア発達の見方である。

平井（2009）は、看護師において、キャリア選択肢の拡大、人生に対する満足感の重要視等の変化を説明している。

勝原（2012）はキャリア開発との関係で、キャリア・デザインとキャリア・マネジメントについて述べている。「キャリア・デザイン（career design）とは、自らのキャリア計画を立てることであり、自己査定と目標設定の継続的なプロセスである」とし、キャリア・アンカーの考え方に進展すると述べている。また、キャリア・マネジメントとは、「組織成員の興味や能力を組織にある様々な機会と一致させるようにデザインする人的資源管理のための諸活動である」と述べている。これらから、キャリア・マネジメントとはキャリアを組織から焦点化するキャリア開発に主に関連するものであることがわかる。キャリア開発の支援とキャリア・デザイン、キャリア・マネジメントとの関係性を示したのが 図3 である。組織はキャリア開発の支援として、看護計画と同様の Plan・Do・See でキャリア・マネジメントを行う。個人は自らのキャリアをデザイン（計画）し、デザインに合わせて、その達成に向けて活動し、その成果を評価する。その結果として、組織のキャリア開発支援は、個人のキャリア発達につながっていくといえる。

川村（1999）は、「チームの中で成長する若手のスペシャリストにとって一番大切なことは、異なる分野のスペシャリストや先輩たちと一緒に働くことを学び、チームの中で成長していくこと、チームの中で自分の本当の専門能力を身につけ磨き上げ、チームの一員として仲間から期待される役割に応え、教科書からは想像もできないような複雑で困難な緊急事態でも、その持ち味を発揮できるようになることといえる」と、チームの中で育つことの重要性を述べている。

キャリアを支援する具体的な方策としては、キャリアカウンセリング、プリセプターシップ、メンターシップ等が紹介されてきている。プリセ

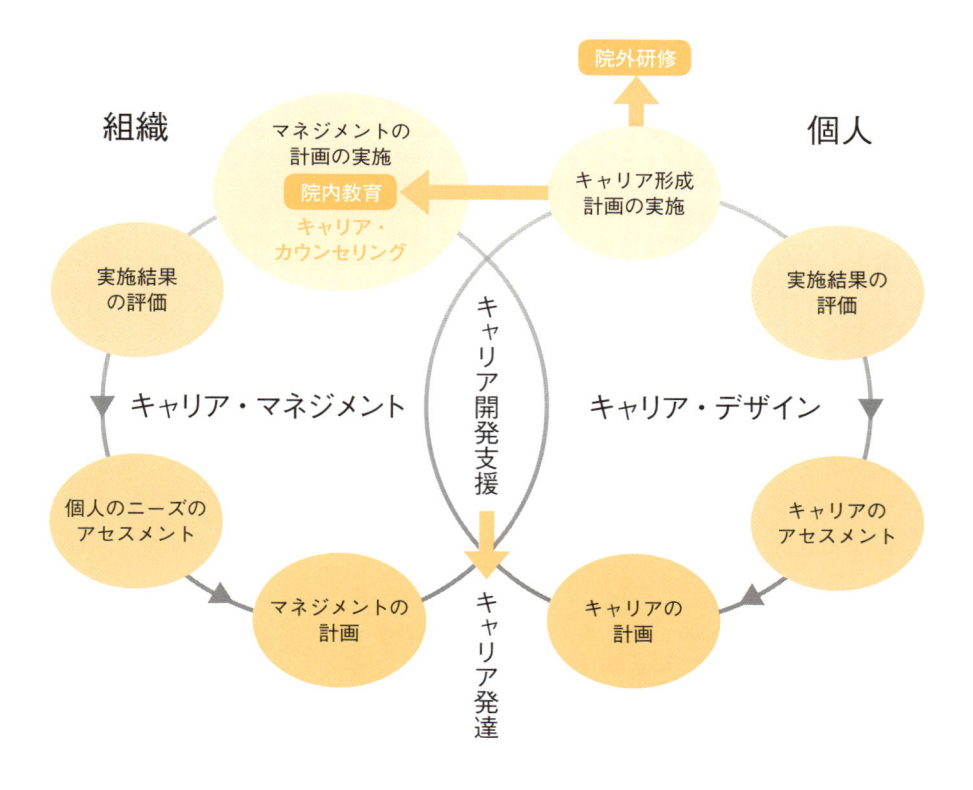

図3 キャリア・デザインとキャリア・マネジメント

プターシップは主に新卒看護職員の教育に用いられている。しかし、勝原がプリセプターシップについて文献を検討した結果からも、一見定着したかのようにみえるプリセプターシップが、形骸化してしまっているとの指摘は多い。とくに看護系大学を卒業した新人の場合、プリセプターが大卒以外であることが多く、プリセプターがプリセプティを理解しにくい状況にある。また、キャリアカウンセリングはまだあまり実践されていない。メンターシップはより長期的な視点にたったキャリアの支援について考える際に重要であるが、最近注目されてきたものであり、今後の課題である。

　認定看護師においては、皮膚・排泄ケア、緩和ケア、感染管理など診療報酬改定で加算がついた分野では数が増加しており、病院にとってその配置は魅力となっている。そのため、その資格取得も病院負担の場合が多い。その点で、組織主導のキャリア開発の1つと考えられている。また、個々の病院単独での認定看護師あるいはエキスパートナース等の制度を設けている場合もあり、これも組織主導のキャリア開発といえる。一方で専門看護師は、大学院2年間という長く負担の大きい学びを必要

第6章　助産師のキャリア発達の分析　113

とし、病院から休職で学ぶ道もないわけではないが、多くは離職してアルバイト等で生活費を稼ぎながらの学びとなっている。その点で、自ら学び勝ち取るキャリア発達の側面をもつ。また、平井は、人生に対する満足感の重要視として、大学生が多様な価値観をもち、訪問看護ステーションの経営、青年海外協力隊、アメリカで看護師と、そのキャリアの選択の幅の広さを指摘し、また働きがいを求めての就業選択も増加しているとしている。

　組織を離れて大学院で勉強することや、人生に対する満足感を重要視する等の変化は、キャリアを組織との調和として考えるのではなく、自分の人生の価値観との調和を図るものとしてとらえるものであり、個人主体のキャリア発達に相当している。

　助産師の場合を考えてみよう。木村（2002）は、病院勤務助産師のキャリア開発に焦点を当てて調査した結果を報告している。キャリア開発という言葉が用いられており、文字通り組織が個々の助産師のキャリアをどう開発していくかに焦点が当てられている。さらに対象者を「自己啓発のもと十分に能力を開発しえたと思われる助産師」としたため、「院内外ネットワーキング活動」「活動の場を変えたことによって知った新たな業務の意味」という調査結果が反映しているように、研究の対象となった助産師が十分な能力の獲得により組織を越えて活動の場を広げている様子がうかがえる。勝原が「行きたいところがわからない人には、どんなに優れたキャリア開発プログラムを準備したところで意義ある選択が行なわれるとは考えられない」と述べているように、まさに自己啓発できるほどキャリア発達できている助産師を対象に調査した結果といえよう。また調査結果に「管理者としての役割への適応」とあるように、キャリア開発の方向性は管理の方向に向いている。

　木村らは「活動の場を変えたことによって知った新たな業務の意味」を、助産師特有のものではないかと述べている。ここでの活動の場の変更とは病院から助産院などの職場の変更であるが、「活動の場の変更は、一般企業人では見られない（中略）能力開発であったが、助産師にとっては大きな成長のきっかけとなっていた」としている。さらに調査結果を受けて助産師の能力開発について「移動や離職などの活動の場の変更に際しても、それを助産師の能力開発に結び付けるために、個々の助産師と管理者が活動の場の変更の理由を確認しあうことが重要である」と考察している。木村らの調査においては、対象となった助産師がどのような基礎教育を受けたかはあまり問題にされていない。また、最終的にその

組織に所属している助産師を対象としているため、その組織から離れ独自のキャリア発達を遂げている助産師がどうなっているかについては答えを与えていないが、助産師のキャリアを考える際に参考にすべき内容といえる。

　助産師の場合も、看護師同様、組織に長く留まり、やがては主任・師長として、組織を管理、改善する立場となる者もいる。一方で、リスク増大によりどちらかといえば異常分娩の多い3次医療機関の状況により、ローリスクの経腟分娩の介助を求めて診療所に転職する場合もある。また組織の制約に飽き足らず、助産所を開業するという選択をする者もいる。このように考えると、助産師の場合も、キャリアは自ら勝ち取るキャリア発達の側面が強くあると考える。

2 日本の助産師の就業の形態とキャリア発達との関連

　整備・拡充の方向にあった周産期医療は、2005年頃から一転して危機的状況に向かった。2004年に必修化された医師の臨床研修制度が開始されたことがきっかけとなり、産婦人科医師・小児科医師の不足が一気に進み、分娩施設やNICUの閉鎖・縮小が起こるようになった。出生数自体も減少しているとはいえ、分娩を取り扱う施設の減少のほうが先行しており、1985年に5,000軒以上あった施設が、2016年には2,846施設に落ち込むなど、29年間で半減という厳しい状況に陥っている。また、女性の高学歴化や就業率の増加から高齢出産が増加し、不妊の増加とそれに対応する生殖補助医療の発達などから、妊産婦・新生児のハイリスク化が急速に進行している。しかも地域周産期母子医療センターの減少もあり、3次医療機関でもミドルリスクの妊婦を受け入れざるを得ない状況から、日常的な満床状態により、緊急搬送の受け入れ率の低下等、危機的状況となっている。

　また、2次医療機関では分娩件数の減少から、病棟機能の維持を目的に、婦人科との混合病棟はもとより、内科・外科等の他科を含む混合病棟化が一層進んでいる。他科混合病棟は75.5％に及ぶとの報告（大賀ら2009）もある。このような混合病棟では、助産師数が少ないうえに他科診療の看護も担うため、正常経過を辿る妊産婦や新生児を丁寧に支援する時間的な余裕がないと、その不具合が報告されている。

　これら社会状況の変化から、従来、十分に確保されていた新卒助産師の分娩介助件数は急速に減少し、年間10件程度の分娩件数にしか満た

ない状況になっている。助産師の資格を取ってからの分娩介助件数の減少は、助産師としての自信喪失となりやすく、高い臨床実践能力をもつ助産師の減少が進行しているといえる。

このような変化に対抗する新しい周産期のシステムとして、助産師外来や院内助産所が試みられるようになり、とくに2005年頃からの厚生労働省や日本看護協会の取り組みもあり、強く積極的に推進されるようになった。この頃、助産師外来の名称は、助産師が行う外来との意図からつけられた名称で長く使われてきていたが、そのころ続々誕生していたがん看護や褥そう看護外来等の、看護師が行うというよりも、看護を提供する外来という名称と質を異にしていた。また助産所は法的に開業助産師によるものに使用が制限されている名称であり、院内助産所の名称を用いることには問題があった。そのような混乱状況に対して遠藤ら（2009）は、これらの外来と病棟での助産ケアの提供システムを「院内助産システム」と定義し、施設それぞれの状況により、産科外来と別に助産外来を設置したり、産科病棟内に産婦の望むスタイルでの出産を支援する病室を作ったり、システムの内容や運営体制は各施設によって多様にできると提案している。

3 助産師の助産実践能力の育成

2009年度より新人看護師の研修が努力義務化され、厚生労働省より新人看護職員研修ガイドラインが提示された。保健師については特化されたものが厚生労働省より提示されている。また新人期以降の教育に関しては、クリニカルラダーの考え方がある。看護職のクリニカルラダーは各施設の状況に応じたものを各施設が作成し現任教育に活用している。しかし、新人期の教育においても、新人期以降の教育においても、助産師は看護職員に組み込まれており、それぞれ助産師に特化した具体的研修内容の提示としては必ずしも十分とは言えない。

日本看護協会は、2012年6月に新人助産師に特化した「新人助産師研修ガイド」を提示した。そこには助産師個々に対するキャリア発達支援が盛り込まれ、新人助産師に対する支援制度が示されている。この「新人助産師研修ガイド」には助産師のキャリアパスが示されており、今後活用されていくと期待されている。また新人期以降のクリニカルラダーについても、助産師が多く雇用されている一部の病院を除き、一般看護職のものに組み込まれており、施設内において助産師本来の専門性を活

かした臨床実践の客観的な評価が見えにくい現状は変わらない。そこで日本看護協会は、助産師独自のクリニカルラダー作成を試みている（山西 2014）。

そのラダーを基盤に、日本看護協会、日本助産師会を含む助産に関連する団体が協議会を設立し検討した結果から、日本助産評価機構を助産師のラダーを承認作業する組織として、クリニカルラダーレベルⅢ認証制度を立ち上げた。この制度は、助産実践能力が一定の水準に達していることを審査し認証する制度であり、助産実践能力が一定の水準、つまり助産実践能力習熟段階クリニカルラダーレベルⅢに達していることを評価する仕組みで、2015年8月よりその申請が開始された。

日本助産師会はこの認証制度創設にかかわるとともに、ラダーⅢの認証が「自律して助産ケアを提供できる助産師」の証明であるとして、とくに助産所を開業している会員向けに認証を受けることを推奨している。また、今後、地域で活動する助産師に対するラダーⅣとして、開業助産師（保健指導型）、開業助産師（分娩型）の検討を開始している。

福井ら（2012）は、助産師の量と質の確保をめぐる課題を整理している。量的課題とは、変化する周産期医療体制の中での助産師数の不足、助産師の偏在であり、質的課題とは、助産師基礎教育の変化や助産実践能力を強化できる環境が保証されていないという助産実践能力の質の課題、助産師の専門性が十分発揮されていないという課題である。先に紹介したラダーⅢの認証においては、正常分娩介助100件が基準となっている。本稿で指摘したように、最近は助産師として就職後の分娩介助件数の減少が大きな問題となっている。福井らも先に指摘した量的課題として、分娩介助件数の減少をあげており、その課題解決の方策として、病院内において看護業務を主として働く潜在助産師が、分娩件数は多いが助産師数の少ない施設に出向して学ぶ出向システム導入をあげており、全国規模での助産師出向システムの取り組みが推奨されるようになっている。

5. 助産師のこれからのキャリアパス

先に従来の助産師のキャリアパスを 図2 に示した。助産師の場合、基礎教育修了後に新人から一人前になるための教育を受ける。就職してからのほぼ3年間がそれに相当する。4年目以降は、分娩介助件数もあ

る程度になり、病棟内での業務にも慣れ、緊急事態にもある程度対処できるようになり、中堅に移行していく。またその頃から看護管理者の道に進む助産師、教育研究者の道に進む助産師と枝分かれしていく。このように、助産師本来の専門性を活かした臨床実践を評価するキャリアパスはみえにくくなり、助産師独自というよりも、看護職一般のキャリアパスに組み込まれてしまいがちであった。新人期以降の助産師のキャリア発達の現状として、助産師には教育研修プログラムがなくキャリアのコースがないため、具体的なキャリアプランを描きにくい現状があり、図2で示した「看護職全体のキャリア開発に組み込まれる」状況にあるといえる。

　日本における病院と診療所の出産の割合はほぼ半々であるにもかかわらず、助産師の約7割が病院に就業しており、助産所は1割弱、診療所は2割強となっている（日本看護協会）。木村らは助産師の臨床実践における専門性を活かすキャリアの方向性として「活動の場を変える」ことを示唆し、これが看護職の中でも助産師特有のものではないかとしている。大規模病院から中規模へ、そして診療所へと勤務場所が移動していくことは、従来看護職のキャリアにとって好意的に評価されてはこなかった。しかし、助産師の専門性を考えた場合、診療所は助産師の本領を発揮できるローリスク出産を産科医のサポートを受けながら実践できる場であり、決してキャリアがダウンする場ではない。

　また、病院に就業していても助産業務を担当していない「潜在助産師」の問題も大きな社会問題となった。その解決策としては、先に紹介した助産外来や院内助産がある。日本看護協会がこの院内助産システムを、担当可能な助産師の実践能力を評価する制度として立ち上げたことは先に述べた。

　ラダーⅢ認証制度は、あくまでも病院・診療所等の大きな組織内で、分娩介助を中心に働く助産師の能力評価を前提としている。しかし、助産師の場合、地域で母乳外来や訪問などで活動する場合も多く、地域での助産師としての実践もキャリアの1つとして考えられるようになってきている。助産師は看護職の中で唯一開業権をもち、助産所を運営している。しかし、助産所が対応する分娩件数は全体の1割程度で推移し、増加傾向にはない。その理由は時間的な拘束や医療安全の保障の難しさ等が壁となっている。一方で、行政の委託を受けて、新生児訪問、赤ちゃん訪問、妊産婦訪問、健診時の保健指導、両親学級の運営等を担当する助産師も多い。一部開業し、その施設内や出張での母乳育児支援等を行っ

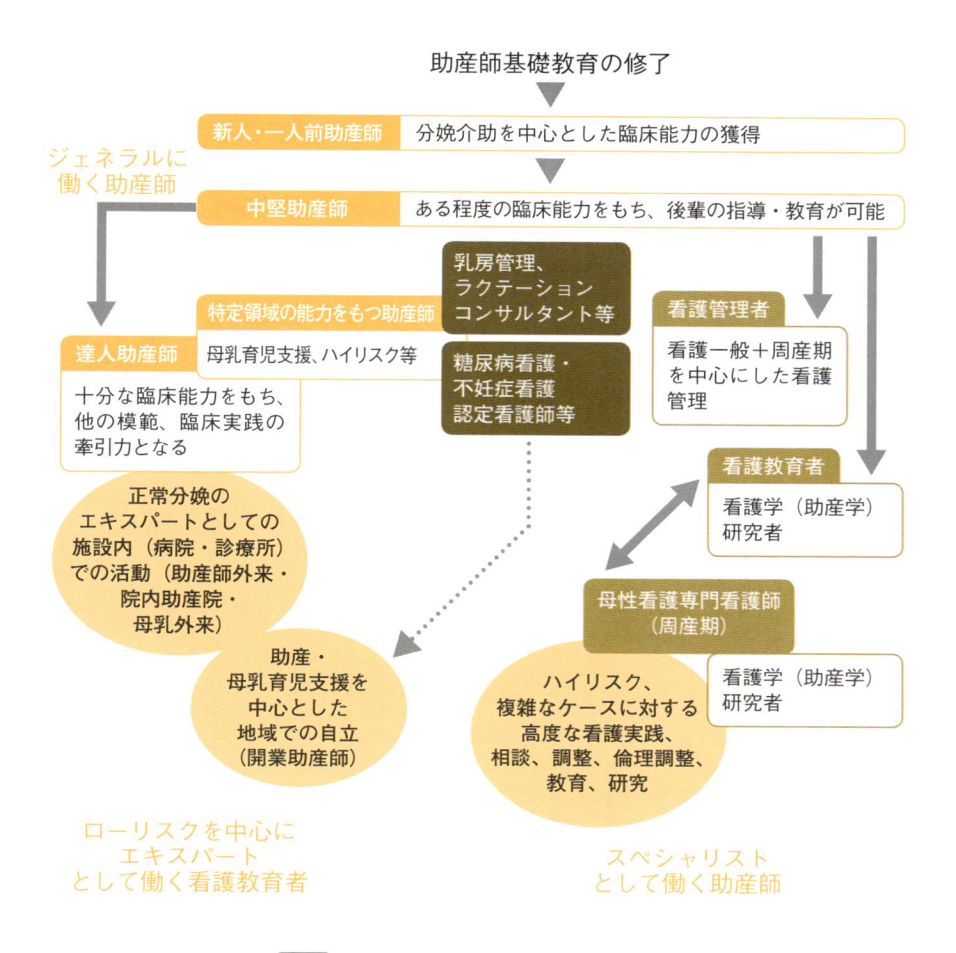

```
                       助産師基礎教育の修了
                              ▼
            ┌─────────────┬──────────────────────────┐
            │ 新人・一人前助産師 │ 分娩介助を中心とした臨床能力の獲得 │
            └─────────────┴──────────────────────────┘
                              ▼
ジェネラルに    ┌──────────┬────────────────────────────┐
働く助産師     │ 中堅助産師  │ ある程度の臨床能力をもち、後輩の指導・教育が可能 │
            └──────────┴────────────────────────────┘
```

図4 これからの助産師のキャリア・パス

- ジェネラルに働く助産師 → 達人助産師：十分な臨床能力をもち、他の模範、臨床実践の牽引力となる
- 特定領域の能力をもつ助産師：母乳育児支援、ハイリスク等（乳房管理、ラクテーションコンサルタント等／糖尿病看護・不妊症看護認定看護師等）
- 看護管理者：看護一般＋周産期を中心にした看護管理
- 看護教育者：看護学（助産学）研究者
- 母性看護専門看護師（周産期）：看護学（助産学）研究者
- 正常分娩のエキスパートとしての施設内（病院・診療所）での活動（助産師外来・院内助産院・母乳外来）
- 助産・母乳育児支援を中心とした地域での自立（開業助産師）
- ハイリスク、複雑なケースに対する高度な看護実践、相談、調整、倫理調整、教育、研究

ローリスクを中心にエキスパートとして働く看護教育者／スペシャリストとして働く助産師

ているが、時間的な拘束の大きい分娩介助を行わない開業である。出産を取り扱わずに地域で活動している助産師には、子育て期間中の助産師が多く、施設の正規職員のような経済的な基盤を得るだけの収入には結びつかないが、助産師としてのキャリアを継続させることは十分に可能な状況である。

また、助産師がより専門性を高める資格として、先に紹介した大学院で育成される母性看護専門看護師があり、サブスペシャリティとして周産期を選択した場合、この資格取得の前提として助産師としての臨床経験が求められている。認定看護師の領域においても、たとえば、不妊症看護認定看護師は助産師であることが多い。また、糖尿病看護認定看護師の資格をもつ助産師も少数ながらおり、妊娠糖尿病の増加に対応し、周産期の現場で活躍している。

また従来からある管理者、教育者、研究者のキャリアも、以前は、長

い臨床実践の後に至る状況だったものが、認定看護管理者の教育制度も整い、修士課程・博士課程における教育・研究者の育成も進んできている。

　このように、助産師のキャリアについても看護師と同様、その選択肢は格段に増えており、またそのための教育制度も整いつつあるが、この変化は急激であり、このような現状を多くの助産師は知識としてもっていない現状がある。助産師のキャリア開発は、看護職一般と一緒に論じるのではなく、助産師独自で論じられる必要がある。図4に示すように、日本の看護界全体における助産師独自のキャリアパスの考え方およびその支援の試みがようやく始まったところである。

文　献

パトリシア・ベナー（井部俊子他訳）（1992）ベナー看護論——達人ナースの卓越性とパワー．医学書院．

遠藤俊子,常田裕子（2009）院内助産システムの推進：日本看護協会の取り組み．看護,61（6）：67.

福井トシ子,岩澤由子（2012）助産師出向システムが必要な背景．看護管理,22（13），1123-1129.

福井トシ子（2012）施設を超えた人的資源マネジメント．看護管理,22（13），1120-1122.

早川ひと美,山西雅子（2014）助産師が生き生き働くためのキャリアパスと助産実践能力習熟度段階（クリニカルラダー）・レベルⅢ認証の概要．看護,66（14）：120-129.

平井さよ子（2009）看護職のキャリア開発（改訂版）．日本看護協会出版会．

上泉和子（2015）専門職業人とキャリア，pp.2-8；井部俊子，中西睦子監修，看護における人的資源活用論（第2版）．日本看護協会出版会．

勝原裕美子（2012）看護師のキャリア論（新装版）．ライフサポート社．

勝原裕美子（2015）専門職業人としてキャリア形成をいかに行うか，pp.2-3，キャリアとは何か，キャリア開発，pp.5-19, 討論4：キャリア開発，p.20；井部俊子，中西睦子監修；看護における人的資源活用論（第2版）．日本看護協会出版会．

川村尚也（1999）スペシャリストの成長とチームづくり．OPE nursing, 14（4）：53-60.

木村千里（2002）病院勤務助産師のキャリア開発に関する研究——能力開発に焦点を当てて．日本助産学会誌, 16（1）：5-14.

永野みどり（2015）スペシャリストの活用と組織デザイン，pp.81-84；井部俊子，中西睦子監修，看護における人的資源活用論（第2版）．日本看護協会出版会．

日本医療機能評価機構産科医療補償制度，脳性麻痺に関する産科医療補償制度の概要　加入状況．産科医療補償制度ホームページ
　http://www.sanka-hp.jcqhc.or.jp/search/kanyujokyo.php（2016.1.4 取得）

日本助産評価機構ホームページ
　http://www.josan-hyoka.org/ladder3.html.

日本看護協会（2008）平成19年度看護職の多様な勤務形態による就業促進事業報告書．

大賀明子，勝川由美，藤原友紀子他（2009）分娩取り扱いと人的資源からみた産科

診療の現状．母性衛生，49（4）：450-459．
岡本祐子他編（1994）女性のためのライフサイクル心理学，p15．福村出版．
岡本祐子編（1999）女性の生涯発達とアイデンティティ──個としての発達・かかわりの中での成熟．北大路書房．
小野公一（2003）キャリア発達におけるメンターの役割──看護師のキャリア発達を中心に．白桃書房．
坂口桃子（1999）看護職のキャリア・デベロップメントに関する実証的研究──キャリア志向のタイプと形成時期．日看管会誌，3（2）：52-59．
坂口桃子（2015）女性のキャリア開発，看護職のキャリア開発，pp.20-35；井部俊子，中西睦子監修，看護における人的資源活用論（第2版）．日本看護協会出版会．
エドガー・H・シャイン（金井壽宏訳）（2006）キャリア・アンカー──自分のほんとうの価値を発見しよう．白桃書房．
田尾雅夫（1980）看護婦におけるプロフェッショナリズム態度構造．病院管理，17（4）：289-296．
山西雅子（2014）助産師のキャリアパスとクリニカルラダー活用でよりよい助産を！ 看護，66（9），45．

索 引

アルファベット

CTG グラフ	40
CTG データ	41, 43
CTG モニター	33, 36, 40, 43, 45
Direct entry	96
ICM Essential Competencies能力	60
ICT 教材	v, 14
manaba folio	77
OJT	4
OSCE	iii, iv, 2, 13, 29
PBL 学習	27

あ行

アセスメント	37, 40, 52, 58
アプガースコア	30
一般財団法人日本助産評価機構	97, 98
イメージトレーニング	55
会陰保護	18
エキスパートナース	113

か行

看護助産	91
看護助産教育プログラム	89
キャリア	102, 109, 118, 119
キャリアアップ	106
キャリア・アンカー	106
キャリア開発	3, 111
キャリア形成パターン	103
キャリア志向	105, 106
キャリア・デザイン	112
キャリアパス	117
キャリア発達	3, 111, 112
キャリアプラン	118
キャリア・マネジメント	112
教育マネジメント力	19, 20
教育目標	iv
クリティカルシンキング能力	3
クリニカルパス	109
クリニカルラダー	116, 117
クリニカルラダーレベルⅢ	117
ケアリング	59
継続教育	96

さ行

臍帯巻絡	30
サブスペシャリティ	119
産婦ケア	iii, 12, 14, 39
産婦ケア演習	37
ジェネラリスト	108
ジェンダー論	104
自己開発能力	3
自己評価	14, 30, 31, 84
視聴覚教材	2
実習目標到達状況	75, 76
実践能力	iii, 9, 91
児頭保護	18
シナリオ	42
シミュレーター	43
シャドーイング	34
出生前診断検査	7
助産技術	9
助産師基礎教育	71
助産師教育	iii, 71, 91, 93
助産実習	68, 69, 74, 75
助産実践能力	70
スペシャリスト	108, 109, 112
正統的周辺参加	19
セクシュアリティ	9
相互評価	37
卒業時到達目標	5

た行

タイ看護助産評議会	91
胎児心音	32
胎児心拍陣痛図	40, 41
胎児娩出	19
胎盤剥離徴候	30
超音波検査	7
電子評価票	76, 79, 82, 84, 85
統合カリキュラム	2
統合的学習	21
到達目標	iv, 5, 8

な行

妊婦腹部触診モデル	32, 42

は行

バースプラン	7, 38
反転授業	2
評価票	v, 68, 79, 83
評価面接	69
ファントーム	40, 45, 48, 55
フィードバック	45, 46, 47, 48
プリセプター	28
分娩介助	32, 66
分娩介助実習	iii, 52, 68, 84
分娩介助評価票	76
分娩監視装置	iv
分娩見学	iii, 13
分娩進行	19, 34, 36
分娩進行シナリオ	39
分娩損傷	29
包括的徒弟式学習	21
ポートフォリオ	59, 71, 84

ま行

メンター	28
模擬患者	iv
模擬産婦	33, 40, 43
模擬分娩	v

や行

役割モデル	23
羊水検査	7

ら行

ライフイベント	104
ライフサイクル	7, 104
ライフスタイル	103
リフレクション	iv, 13
リプロダクティブ・ヘルス	6
リプロダクティブ・ヘルス・ライツ	6, 8
臨床実践能力	18, 21
臨床指導者	52, 54, 55, 57, 58
臨床的判断能力	18, 21
臨地実習	91
倫理的態度	18, 21

わ行

ワークシート	47
ワークライフバランス	104

巻末資料

資料1　文部科学省の科学研究費補助金（基盤研究A）による研究の組織

研究代表者　　　新道　幸恵

研究班別の研究分担責任者や連携研究者

第1班　研究分担責任者：鈴木　幸子　（埼玉県立大学・教授）［平成21年度〜23年度］
　　　　研究分担者：大井　けい子（青森県立保健大学・教授）［平成21年度〜23年度］
　　　　連携研究者：渡部　尚子　（聖路加看護大学・客員教授）［平成21年度〜23年度］
　　　　　　　　　　石井　邦子　（千葉県立保健医療大学・教授）［平成21年度〜23年度］
　　　　　　　　　　林　ひろみ　（千葉県立衛生短期大学・准教授）［平成21年度〜23年度］
　　　　研究協力者：山本　英子　（埼玉県立大学・助教）［平成21年度〜23年度］
　　　　　　　　　　芝本　美紀　（埼玉県立大学・助教）［平成22年度〜23年度］
　　　　　　　　　　北川　良子　（千葉県立保健医療大学・助教）［平成22年度〜23年度］

第2班　研究分担責任者：遠藤　俊子　（京都橘大学・教授）［平成21年度〜23年度］
　　　　連携研究者：小林　康江　（山梨大学・教授）［平成21年度〜23年度］
　　　　　　　　　　齋藤　益子　（東邦大学・教授）［平成21年度〜23年度］
　　　　　　　　　　村本　淳子　（三重県立看護大学・教授）［平成21年度〜23年度］
　　　　　　　　　　清水　嘉子　（長野県看護大学・教授）［平成21年度〜23年度］
　　　　研究協力者：竹　明美　（京都橘大学・講師）［平成21年度〜23年度］
　　　　　　　　　　大滝　千文　（京都橘大学・助手）［平成21年度〜23年度］

第3班　研究分担責任者：吉沢　豊予子（東北大学・教授）［平成21年度〜23年度］
　　　　研究分担者：新道　幸恵　（日本赤十字広島看護大学・教授）
　　　　連携研究者：成田　伸　（自治医科大学・教授）［平成21年度〜23年度］
　　　　　　　　　　森　恵美　（千葉大学・教授）［平成21年度〜23年度］
　　　　　　　　　　大平　光子　（山形県立保健医療大学・教授）［平成21年度〜23年度］
　　　　　　　　　　齋藤　良子　（自治医科大学・准教授）［平成21年度〜23年度］
　　　　　　　　　　跡上　富美　（東北大学・准教授）［平成21年度〜23年度］
　　　　　　　　　　中村　康香　（東北大学・助教）［平成21年度〜23年度］
　　　　　　　　　　奥村　ゆかり（日本赤十字広島看護大学・講師）［平成22年度〜23年度］
　　　　共同研究者：田中　真美　（東北大学・教授）［平成23年度］
　　　　　　　　　　奥山　武志　（東北大学・助教）［平成23年度］
　　　　　　　　　　北条　真紀　（東北大学博士前期課程2年）［平成23年度］

資料2　保健師助産師看護師学校養成所指定規則（別表2）

別表2　助産師教育の基本的考え方、留意点等

教育の基本的考え方
1）妊産じょく婦及び胎児・新生児の健康水準を診断し、妊娠・出産・産じょくが自然で安全に経過し、育児を主体的に行えるよう、根拠に基づき支援する能力を養う。 2）女性の一生における性と生殖をめぐる健康に関する課題に対して、継続的に支援する能力を養う。 3）安心して子どもを産み育てるために、他職種と連携・協働しながら、個人及び社会にとって必要な地域の社会資源の活用や調整を行う能力を養う。 4）助産師の役割・責務を自覚し、女性と子ども並びに家族の尊厳と権利を尊重する倫理観及び専門職として自律する能力を養う。

教育内容	単位数	留意点
基礎助産学	6	女性の生涯を通じて、性と生殖に焦点を当てて支援する活動である助産の基礎について学ぶ内容とする。 母子の命を同時に尊重することに責任を持つ役割を理解し、生命倫理を深く学ぶ内容とする。 母性・父性を育むことを支援する能力を養う内容とし、また家族の心理・社会学的側面を強化する内容とする。 チーム医療や関係機関との調整・連携について学ぶ内容とする。 助産師の専門性、助産師に求められる姿勢、態度について学ぶ内容とする。
助産診断・技術学	8	助産の実践に必要な基本的技術を確実に修得する内容とする。 助産課程の展開に必要な助産技術を確実に修得するために、演習を充実・強化する内容とする。 妊婦・じょく婦・新生児の健康状態に関するアセスメント及びそれに基づく支援を強化する内容とする。 妊娠経過の正常・異常を診断するための能力を養い、診断に伴う最新の技術を修得する内容とする。 分べん期における緊急事態（会陰の切開及び裂傷に伴う場合、新生児蘇生、止血処置、児の異常に対する産婦・家族へ支援等）に対応する能力を強化する内容とする。 妊産婦の主体性を尊重した出産を支援する能力を養う内容とする。
地域母子保健	1	住民の多様なニーズに対応した母子保健サービスを提供できるための能力を養うとともに、保健・医療・福祉関係者と連携・協働しながら地域の母子保健を推進するための能力を養う内容とする。
助産管理	2	助産業務の管理、助産所の運営及び周産期医療システムについて学ぶ内容とする。 周産期における医療安全の確保と医療事故への対応について学ぶ内容とする。
臨地実習	11	助産診断・技術学、地域母子保健及び助産管理の実習を含むものとする。
助産学実習	11	分べんの取扱いの実習については、分べんの自然な経過を理解するため、助産師又は医師の監督の下に、学生1人につき正常産を10回程度直接取り扱うことを目安とする。取り扱う分べんは、原則として正期産、経腟分べん、頭位単胎とし、分べん第1期から第3期終了より2時間までとする。 実習期間中に妊娠中期から産後1ヶ月まで継続して受け持つ実習を1例以上行う。 妊婦健康診査を通して妊娠経過の診断を行う能力及び産じょく期の授乳支援や新生児期のアセスメントを行う能力を強化する実習とする。
総　計	28	930時間　以上の講義・実習等を行うものとする。

出典：看護法令要覧平成27年度版、日本看護協会出版会

資料3　助産実習評価票（指導者用）　分娩介助に必要な能力9分類

基準；5：ほぼ指導を受けずに実施できる　4：自分から指導を受けて実施できる　3：指導を受けて実施できる　2：かなり指導を受けて実施できる　1：全面的に指導を受けて実施できる　0：実施できなかった・実施の必要がなかった
*なお、0.5点単位で評価していただいても構いません（例：1.5、2.5、3.5、4.5）　グレー部分を評価してください。

	判断：情報からの現状のアセスメントをする	基準	予測：アセスメントから今後の予測を行う	基準	援助：必要なケアを実施する	基準
分娩進行状態の判断	分娩進行状態について査定できたか		分娩進行について予測できたか		分娩進行状態の判断を産婦に説明できたか	
	分娩開始の判断をするための情報収集は適切であったか		今後どのように分娩進行するか予測できたか			
	分娩開始の判断をするための情報を統合し、分娩開始の時間を査定できたか		分娩所要時間を適切に修正しながら予測できたか			
	分娩進行を判断するためのフィジカルイグザミネーションは適切であったか					
	分娩進行を判断するための情報収集は適切であったか					
	分娩進行に影響を及ぼす要因を観察する時期は適切であったか					
	収集した情報を統合し、分娩進行状態を査定できたか					
	分娩進行に妥当な陣痛かどうか査定できたか					

	判断：情報からの現状のアセスメントをする	基準	予測：アセスメントから今後の予測を行う	基準	援助：必要なケアを実施する	基準
分娩進行に影響する要因	分娩進行に影響する要因（促進させる因子・遅延させる因子）について査定できたか		分娩進行に影響する要因が今後の分娩進行にどのように影響するか予測できたか		分娩進行に影響する要因について分娩促進できるように援助できたか	
	娩出力は分娩各期に応じた陣痛であると査定できたか		胎胞形成の有無や破水が分娩進行に及ぼす影響を予測できたか		分娩進行に応じて産婦が快適さを得られるような環境調整の援助ができたか	
	産道は胎児の通過が可能な広さや伸展性があると査定できたか		食事摂取の状態が分娩進行に与える影響を予測できたか		体力の消耗を最小限にするような援助ができたか	
	胎児の下降・回旋は分娩の時期に応じていると査定できたか		陣痛の強弱が、分娩進行に与える影響を予測できたか		適切な時期に、適切な方法で排尿や排便を促すことができたか	
	産婦の心理や産痛が、分娩進行に与える影響について査定できたか		疲労や睡眠の状態が分娩進行に与える影響を予測できたか		産婦の状態や分娩進行度に合わせ、適切な栄養摂取への援助ができたか	
	産婦の一般状態が、分娩進行に与える影響について査定できたか		膀胱充満・直腸充満による分娩への影響を予測できたか		産婦の心理をサポートする援助ができたか	
	収集した情報を統合し、分娩進行に影響する要因（促進させる因子・遅延させる因子）について査定できたか		胎児先進部の回旋・下降の分娩への影響を予測できたか		産婦の陣痛の状態に合わせ、産痛を緩和する方法を提示し援助できたか	
			産婦の精神状態による分娩進行への影響を予測できたか		正常からの逸脱を予防するような援助ができたか	
			産婦の状態から分娩中に起こる可能性のある異常を予測できたか			

資料3　助産実習評価票（指導者用）　分娩介助に必要な能力9分類

基準；5：ほぼ指導を受けずに実施できる　4：自分から指導を受けて実施できる　3：指導を受けて実施できる　2：かなり指導を受けて実施できる　1：全面的に指導を受けて実施できる　0：実施できなかった・実施の必要がなかった
*なお、0.5点単位で評価していただいても構いません（例：1.5、2.5、3.5、4.5）　グレー部分を評価してください。

	判断：情報からの現状のアセスメントをする	基準	予測：アセスメントから今後の予測を行う	基準	援助：必要なケアを実施する	基準
胎児の健康状態の判断	胎児の健康状態を査定できたか		様々な要因から、分娩進行に伴う胎児の健康を予測できたか		胎児の健康維持あるいは状態に応じた援助ができたか	
	胎児心音を観察する時期は適切であったか		分娩進行に伴う胎児の健康を予測できたか		胎児の状態に応じた援助ができたか	
	胎児心音観察の方法は適切であったか		児の出生時の状態を予測できたか		児の出生時の状態の予測に応じ、出生時に必要な準備が整えられたか	
	収集した情報の統合から、胎児の健康状態を査定できたか		胎児の状態から分娩中に起こる可能性のある異常を予測できたか		胎児の状態の急変時に報告できたか	
			破水による子宮内感染やそれに伴う児への影響を予測できたか			
			母体の妊娠経過、分娩進行中のVSや血液データなどから胎児の状態を予測できたか			

	判断：情報からの現状のアセスメントをする	基準	予測：アセスメントから今後の予測を行う	基準	援助：必要なケアを実施する	基準
分娩の準備	分娩室入室・清潔野の作成の時期と方法を適切に査定できたか		分娩時刻と急速遂娩の可能性を予測できたか		分娩準備を適切に行うことができたか	
			分娩時刻を予測できたか		分娩準備をすることを産婦に説明することができたか	
			産婦や胎児の状態から、急速遂娩の可能性を予測できたか		適切な方法で分娩室に入室させ、清潔野を確保することができたか	
					適切な時期に適切な体位をとることができたか	
					手洗いや清潔野の確保の間、産婦を常に観察し、呼吸法やリラックスを促すことができたか	

	判断：情報からの現状のアセスメントをする	基準	予測：アセスメントから今後の予測を行う	基準	援助：必要なケアを実施する	基準
児娩出のための手技	娩出力、胎児の下降スピード、軟産道の伸展を総合的に査定できたか		児の娩出過程と軟産道損傷の程度を予測できたか		母児にとって安全な分娩介助ができたか	
	胎児の回旋および下降状態について査定できたか		共圧陣痛の状態から児頭娩出の状況を予測できたか		児頭・肩甲の娩出速度の調整を適切に行えたか	
	母体の疲労や陣痛の状態・児頭下降状態から、呼吸法や努責の必要性が査定できたか		児娩出間際の回旋状態について予測できたか		腹圧・努責の指導が適切にできたか	
	軟産道の伸展状態に応じて切開の必要性を査定できたか		軟産道の損傷の程度を予測できたか		骨盤誘導線に沿って児の娩出を行えたか	
					母児にとって安全な分娩介助ができたか	

	判断：情報からの現状の アセスメントをする	基準	予測：アセスメントから 今後の予測を行う	基準	援助：必要なケアを 実施する	基準
胎盤娩出の手技	胎盤剥離徴候と娩出に伴う正常・異常の査定ができたか		胎盤の異常や胎盤娩出後の異常出血の有無を予測できたか		胎盤を適切に娩出させ、その後の出血予防援助ができたか	
	胎盤が剥離したことを2つ以上の徴候をもとに査定できたか		胎盤剥離兆候の観察から、癒着胎盤や出血の状態を予測できたか		胎盤残留や子宮の内反をおこさせないように娩出できたか	
	胎盤の一次診査から卵膜や実質の遺残の有無が査定できたか		胎盤娩出後の出血のリスクを予測できたか		胎盤娩出を促し、出血を最小限にするための援助ができたか	
	出血量は正常か、異常があればその原因を査定できたか					
	判断：情報からの現状の アセスメントをする	基準	予測：アセスメントから 今後の予測を行う	基準	援助：必要なケアを 実施する	基準
分娩直後の母児の状態	分娩直後の母体ならびに新生児の状態を査定できたか		分娩後の母体と新生児の経過を予測できたか		新生児の呼吸等胎外生活適応の助成と母体の復古への適応について援助できたか	
	新生児の情報を統合し、出生直後の新生児の状態を査定できたか		出生後の新生児の経過を予測できたか		出生直後の児の呼吸の助成ができたか	
	分娩直後の母体の状態を査定できたか		分娩後の母体の変化を予測できたか		児の保温と全身の一次観察を行えたか	
	母体の状態から、処置や薬剤投与、出血カウントの必要性を査定できたか				母体の復古を促す援助を行うことができたか	
					母体の不快・苦痛の緩和を図ることができたか	
					褥婦に帰室までの体位・動静・排泄・異常等の対応について説明できたか	
	判断：情報からの現状の アセスメントをする	基準	予測：アセスメントから 今後の予測を行う	基準	援助：必要なケアを 実施する	基準
分娩後の異常の有無と帰室判断	分娩後の母体の適応状態と帰室について査定できたか		分娩後に起こりやすい異常を予測できたか		分娩後の母体の回復促進に向けた援助ができたか	
	子宮収縮・出血量を適切な時期に観察し、母体の状態を査定できたか				褥婦が休息をとれる環境を整えることができたか	
	帰室の時期・方法を査定できたか				産婦をねぎらい、母児の早期接触を図り、喜びを共有することができたか	
					産後の回復を促す援助（水分摂取、安楽など）ができたか	
					帰室後の異常の可能性について褥婦に説明できたか	
	判断：情報からの現状の アセスメントをする	基準	予測：アセスメントから 今後の予測を行う	基準	援助：必要なケアを 実施する	基準
新生児の状態	新生児のフィジカルアセスメントから、胎外生活の適応の査定ができたか		新生児の正常からの逸脱の可能性について予測できたか		新生児の状態に合わせた環境の確保と家族への面会ができたか	
					適切な時期・方法で新生児と家族との面会ができたか	
					家族に新生児の健康状態を説明できたか	
					新生児の状態に合わせて、環境の確保を行うことができたか	

資料4　助産実習評価票（指導者用）　助産師として求められる能力8分類

基準；5：ほぼ指導を受けずに実施できる　4：自分から指導を受けて実施できる　3：指導を受けて実施できる　2：かなり指導を受けて実施できる　1：全面的に指導を受けて実施できる　0：実施できなかった・実施の必要がなかった
＊なお、0.5点単位で評価していただいても構いません（例：1.5、2.5、3.5、4.5）　グレー部分を評価してください。

項　目		基準
助産計画	初期計画の立案とその後の分娩進行に合わせた情報収集・診断・計画・実施・評価を修正・再立案することができたか	
	入院時の産婦の状態や診察所見から初期計画を立案することができたか	
	分娩進行に合わせ、タイムリーに情報収集・診断・計画・実施・評価を修正・再立案することができたか	
	産婦や夫・家族のバースプラン（ニーズ）を理解し、それに沿って希望した分娩となるための援助計画の立案とケアの実施ができたか	
	自己の計画を振り返り再考し、そこから今後の課題について考えることができたか	
安楽／心地よさ	分娩進行に伴う産婦ニーズの変化に対応した安楽や快適性に配慮した援助ができたか	
	産婦の清拭や更衣、寝具の交換など清潔や羞恥心に配慮できたか	
	環境／安楽な体位／水分摂取など、産婦の安楽を考慮し援助することができたか	
	産痛や分娩後の創部痛・後陣痛に対して、痛みを緩和するための援助ができたか	
産婦・家族との関係性	産婦や家族との関係性を良好に保ち、主体的に分娩に臨めるよう関わることができたか	
	産婦の心理を理解し受容的・支持的態度で接し、サポートすることができたか	
	産婦や夫・家族の言葉を聴き、産婦が主体的に分娩に臨めるよう関われたか	
	ケアの際は、メリット・デメリットを説明し選択肢を提示した上で、常に産婦や夫・家族の希望を確認し配慮しながら行えたか	
倫理観	自分の言動が産婦や夫・家族にどのような影響を与えているかを考えることができたか	
責務	ケアや処置時には、常に母子の安全性の確保、説明と同意を意識して、安全に配慮しながら実施することができたか	
	診察や処置の前には説明と声かけを行い、その結果を伝えることができたか	
	ケアや処置時には、常に母子の安全性の確保を考慮し、安全に配慮しながら関われたか	
	産婦や家族のプライバシーに配慮し、ケアを行うことができたか	

項目		基準
母子関係・家族形成への支援	母子関係・家族関係を促進する働きかけを意識しながら援助できたか	
	分娩進行中・分娩後において、常に母児を一体として考え、アタッチメント形成のための援助を行うことができたか	
	家族の心理を考慮し、分娩進行中の様子を伝えることや面会の場を整えるなどの配慮ができたか	
	夫・家族が分娩に参加できるように工夫し、産婦と分娩の体験が共有できるような働きかけを行うことができたか	
	夫・家族の心理や疲労の状態を判断し、夫・家族への援助ができたか	
臨床スタッフや他職種との連携	自分の考えを指導者等に伝える、今回の事例での看護職・医師・他の関係スタッフと協働のあり方について説明することができたか	
	自分の観察したことや判断したこと、疑問などを自分の言葉でスタッフに伝えることができたか	
	判断や予測・援助の自分の考えについて臨床助産師とディスカッションすることができたか	
	医師や看護師と協働しながら、産婦や新生児、家族のケアを行うことができたか	
意思決定支援	産婦や家族のバースプランに基づき、希望する分娩を迎えるために、産婦や夫・家族の心理・考えを尊重し、ともに考えることができたか	

【総括・助言】

【指導上の工夫】

助産学生のための産婦ケアの教育方法

2016年3月20日　第1版第1刷発行　ⓒ

監　修	新道幸惠　SHINDO, Sachie
発行者	宇山閑文
発行所	株式会社金芳堂
	〒606-8425 京都市左京区鹿ケ谷西寺ノ前町34番地
	振替　01030-1-15605
	電話　075-751-1111（代）
	http://www.kinpodo-pub.co.jp/
制　作	株式会社桜風舎
印　刷	亜細亜印刷株式会社
製　本	有限会社清水製本所

落丁・乱丁本は直接小社へお送りください．お取替え致します．

Printed in Japan
ISBN978-4-7653-1669-9

JCOPY ＜(社)出版者著作権管理機構 委託出版物＞

本書の無断複写は著作権法上での例外を除き禁じられています．複写される場合は，そのつど事前に，(社)出版者著作権管理機構（電話 03-3513-6969，FAX 03-3513-6979，e-mail: info@jcopy.or.jp）の許諾を得てください．

●本書のコピー，スキャン，デジタル化等の無断複製は著作権法上での例外を除き禁じられています．本書を代行業者等の第三者に依頼してスキャンやデジタル化することは，たとえ個人や家庭内の利用でも著作権法違反です．